La curación con la miel

Arne Lund

Traducción de Isabel Romero

La curación con la miel

RobinBook

Si usted desea que le mantengamos informado de nuestras publicaciones, sólo tiene que remitirnos su nombre y dirección, indicando qué temas le interesan, y gustosamente complaceremos su petición.

Ediciones RobinBook
Información Bibliográfica
Aptdo. 94.085 - 08080 Barcelona
E-mail: robinbook@abadia.com

Visite nuestra WEB

www.robinbook.com

Título original: *Natürlich heilen mit Honig.*

Diseño cubierta: Regina Richling.
Fotografía: Regina Richling.
ISBN: 84-7927-343-7.
Depósito legal: B-19.151-1999.
Impreso por Limpergraf. c/ Mogoda, 29-31
(Pol. Ind. Can Salvatella),08210 Barberà del Vallès.

Impreso en España - *Printed in Spain*

Introducción

De todos los procedimientos curativos empleados en el mundo desde la Antigüedad, la apiterapia (del latín *apis*, «abeja») es una de las más extendidas. Igualmente común es utilizar los productos apícolas para cuidar la salud de las personas. Éstos son la miel, el propóleos, el polen, la jalea real y la cera. Todos conocemos la miel, esa sustancia dulce que elaboran las abejas a partir del néctar de las flores. Se entiende por propóleos la sustancia cérea con la que dichos animales cubren las grietas en los panales.

El polen es la semilla masculina de las plantas y, al igual que el néctar, también es obra de las abejas. La célebre jalea real es el jugo alimenticio destinado a sus larvas, sobre todo a las larvas de las abejas reinas. Por último, la cera es la sustancia que producen las abejas en las glándulas ceráceas y con la que construyen los panales.

La apiterapia: la salud proveniente de la colmena

Sólo en la Biblia hay más de 300 referencias a recetas curativas con productos apícolas. Y en el Corán se pueden encontrar incluso más.

Desde hace unos ocho mil años el hombre se ha dedicado a la apicultura, esto es, a la cría y cultivo de las abejas. Y a lo largo de la historia, el empleo de productos apícolas se ha traducido en la obtención de productos alimenticios y también curativos.

Lamentablemente, las abejas no se han librado de los efectos de la contaminación medioambiental: muchas poblaciones de abejas están enfermas y la consecuencia directa es que la miel acusa la presencia de sustancias nocivas, pero a pesar de todo aún sigue siendo uno de los productos comestibles más nutritivos y más puros.

Por su utilidad y su aplicación proverbial, las abejas han sido muy valiosas para las antiguas culturas y a menudo se encontraban bajo la protección del señor, que imponía grandes multas por el robo o la aniquilación de las colmenas

La miel ayuda a sanar

En casa de mi abuela, esta frase no era una constatación sino una consigna. En invierno, con estas palabras aparecía siempre un vaso de leche caliente con una gran cucharada de miel para los niños. Así se prevenían los enfriamientos, y también cualquier infección, como recalcaba siempre mi abuela.

«La miel ayuda a sanar» era también la máxima que me acompañó unos cuarenta años después, cuando investigaba las saludables recetas con miel y otros productos apícolas que empleaban los habitantes de pueblos primitivos, dado que algunos, especialmente los pueblos indios del Caribe y de América del Norte, poseen una auténtica farmacia a base de productos apícolas, es decir, un sinfín de recetas en las que a menudo los productos apícolas se mezclan también con plantas curativas.

En esta guía de la salud les presentamos las preparaciones de recetas más valiosas de esta farmacia apícola. Con ellas podrán conocer el empleo y los efectos de los productos apícolas. Evidentemente, esta farmacia no es una panacea universal, pero su potencial es aún desconocido para muchos, y a menudo es menospreciado. Es una alternativa natural e inofensiva a muchos preparados químicos con efectos secundarios perjudiciales e indeseados.

Con la ayuda de este libro podrán introducirse en el mundo de las abejas y aprender a utilizar la dulce energía de sus productos para mejorar la calidad de vida de toda la familia.

El propóleos, el polen y la jalea real han ganado popularidad paulatinamente, pero en lo que respecta al consumo de la miel, los alemanes son maestros en el mundo entero desde hace mucho tiempo. Prueba de ello es que en ese país se consumen casi tres libras por persona.

Breves apuntes sobre la vida de las abejas

La abeja es probablemente el animal doméstico que más años ha convivido con el hombre. Si bien durante mucho tiempo se creyó que los rumiantes fueron los primeros animales domesticados por el hombre, las pinturas rupestres y las excavaciones realizadas han modificado esta hipótesis.

En la zona que limita con los Alpes, por ejemplo, se encontraron fósiles que permiten inferir que las abejas ya poblaban nuestro planeta hace aproximadamente seis millones de años, mientras que en el caso del hombre, los primeros restos hallados no tienen más de seiscientos mil años de antigüedad.

La abeja es autóctona de toda Europa, Asia y África hasta 64 grados de latitud norte. En América, la colmena europea se introdujo alrededor de 1838 a través de los colonizadores de Nueva Inglaterra.

Breve historia de la apicultura

Hace aproximadamente quince mil años, nuestros antepasados conocieron la utilidad de las abejas y especialmente el sabor agradable de la miel. De esta época también datan las pinturas rupestres halladas en Las Aranas (Valencia), en las que se puede contemplar a una mujer extrayendo un panal de una colmena. En un principio, la abeja habitaba en los bosques, sobre todo en los árboles huecos. Se cree que en el momento en que el hombre empezó a aprovecharse de las ventajas de los himenópteros, éste decidió también aproximar los troncos a los lugares en que vivía.

Cómo se convirtió la abeja en un animal doméstico

El modo en que los hombres se relacionaban con las abejas no ha variado sustancialmente. En Europa apenas si se recuerdan estos comienzos, pero las tribus indias de Paraguay practican la apicultura en su estado primitivo siguiendo los mismos procedimientos que se pueden contemplar en las célebres pinturas rupestres encontradas en España.

No puede precisarse con exactitud cuándo se produjo la transición de la apicultura silvestre a la doméstica. Con todo, lo que no admite dudas es que los pueblos civilizados más antiguos ya conocían el efecto curativo de la miel y, por ello, se dedicaban a esta actividad. Precisamente, se han podido encontrar referencias a la apicultura en las civilizaciones babilónica, egipcia, india, griega y romana. Ya en aquella época los médicos y curanderos recetaban miel como remedio natural, e incluso en los textos legislativos aparecía la apicultura.

En el compendio de leyes del ateniense Solón (nacido hacia el año 630 a.de C.) ya se encuentran disposiciones inequívocas sobre la distancia que debía mediar entre la colmena propia y la del vecino. Se han conservado también escritos de Hipócrates (nacido hacia el año 460 a. de C.), el padre de la Medicina, en los que se puede leer que este sabio apreciaba considerablemente la miel como remedio curativo.

Los primeros cristianos bendecían en Semana Santa la leche y la miel como dádivas divinas y daban este último alimento «providencial» también a los recién nacidos al recibir el bautismo.

La miel: un manjar del paraíso

En la Biblia aparece más de veinte veces la referencia a la Tierra Prometida, «en la que corren ríos de leche y miel», aunque también otros escritos eruditos se ocupan de ello. En el caso de los indios, por ejemplo, la «edad de oro» en la que fluían por los torrentes miel y leche forma parte del saber popular. Se cree que la miel fue el primer alimento del dios Indra; además, esta sustancia dulce aparece en muchas recetas curativas indias.

Asimismo, también los griegos consideraban la miel como alimentación y bebida de los dioses, y las abejas siempre han estado estrechamente vinculadas a la mitología. Así, estos insectos se contemplaban como mensajeros de las diosas de las artes y las ciencias y los llamaban «pájaros de las musas». Al parecer, los filósofos Sófocles y Platón deben agradecer su extraordinario genio a un beso de las abejas.

El cultivo de las abejas también estaba ampliamente extendido en Roma. La colmena era una de las actividades agrarias más común, hasta el punto de que había esclavos que se dedicaban especialmente a esta tarea. De esa época data también la recomendación de Virgilio, quien aconseja al apicultor cortar las alas a la reina de las abejas para impedir que ésta salga llevándose con ella el enjambre.

El apicultor: una nueva profesión

Los germanos se regían por unas pautas de conducta inequívocas, según las cuales cualquier persona que encontrara un árbol con una colmena debía marcarlo con una señal para que no quedara ninguna duda de que él era la única persona que podía recolectar miel de ese árbol. Esta medida supuso el origen, hace ya unos mil años, de la profesión del apicultor, es decir, de la persona que ahuecaba árboles, los proveía de un enjambre y los volvía a cubrir dejando una piquera abierta que posibilitaba el acceso a la miel. Cabe indicar, no obstante, que no todos los apicultores tenían cerca de su casa los árboles donde albergar a sus abejas. Por ello, estos primeros apicultores pensaron de qué modo podían tener las colmenas cerca de los poblados y sus chozas. Y así fue como surgieron las colmenas móviles de paja.

La apicultura estaba especialmente extendida en los alrededores de Núremberg aproximadamente en el año 1000, época en la que esa zona era muy boscosa. De allí procede el célebre pastel de Núremberg de pasta de miel.

Del árbol hueco a la colmena

Cansado de tener que cortar completamente los panales fijos siempre a las paredes de las colmenas cuando llegaba el momento de la recolección de la miel, un pastor protestante de Silesia (Polonia) perfeccionó notablemente la apicultura instalando unas varillas que podían extraerse sin dañar los panales. Esta idea supuso el punto de partida para desarrollar posteriormente un marco de madera rectangular en el que las abejas podían construir sus panales, los cuales, además, podían extraerse con facilidad de las colmenas de madera y ser sustituidos por otros.

El estricto orden de la jerarquía de las abejas fue considerado por muchos detentores del poder como modelo de un buen gobierno. Por ello, Napoleón eligió la abeja como símbolo de su soberanía.

Azúcar para las abejas, miel para el hombre

Nos referiremos a continuación a una nueva modificación que trajo consigo otra innovación. Si bien en un principio a los apicultores no les quedaba más remedio que dejar en la colmena una parte de la miel como sustento invernal de las abejas, hace unos cien años se logró implantar el azúcar de caña como sustitutivo alimenticio de las abejas. El azúcar se disolvía en agua y, a continuación, servía de sustento para las abejas. De esta manera, la miel pasó a ser patrimonio exclusivo del hombre y la producción apícola experimentó un auge importante, ya que, hasta entonces, la miel sólo podía recolectarse a principios de año y únicamente aquella que no hubieran consumido las abejas a lo largo de todo el invierno. Al poco tiempo, tanto la miel como los demás productos apícolas se convirtieron en artículos de gran importancia comercial, y así ha sido hasta nuestros días, si bien en la actualidad la apicultura como profesión ha experimentado un fuerte retroceso y sufre los efectos del paulatino deterioro del medio ambiente.

La colonia de abejas

En el caso de la abeja de miel, se distingue entre la reina, la obrera y el zángano. Todos ellos constituyen la colmena, un sistema que, con toda la razón, se denomina estado, ya que dentro de una colmena todas las actividades están claramente repartidas y existe una jerarquía inalterable. La abeja reina ocupa la cúspide de esta pirámide, seguida por las abejas obreras, mientras que los zánganos, o abejas macho, sólo tienen una importancia de segundo orden.

La colmena está integrada por una cantidad de abejas obreras que oscila entre 20.000 y 70.000, así como por una reina. Únicamente en el período estival esta cifra aumenta ligeramente en 1.000 o 2.000 zánganos.

La abeja reina y sus cónyuges

Mientras la abeja reina se caracteriza por su abdomen alargado, los zánganos son más bien redondeados. Estos cómodos obreros únicamente deben cumplir una tarea a lo largo de su vida, a saber, aparearse con la abeja reina, aunque sólo unos pocos lo conseguirán. Con todo, tras el vuelo nupcial, los zánganos son expulsados de la colmena y mueren, puesto que son incapaces de procurarse el alimento por sí mismos.

> *Los zánganos tienen una vida muy corta en relación con las demás abejas, ya que sólo viven dos meses. Dado que no poseen un aguijón para defenderse ni órganos para acumular néctar, no son capaces de sobrevivir por ellos mismos.*

Una única boda para toda la vida

Tras el apareamiento, la reina inicia la puesta de huevos, que asciende diariamente a 1.200 unidades. El líquido seminal masculino, conducido hasta el interior de una bolsa, es suficiente para fructificar los huevos toda una vida. De aquí saldrán mayoritariamente abejas obreras, ya que éstas integran la mayor parte de la colmena.

La reina, no obstante, también pone una cantidad de huevos que no han sido fecundados, en los que crecen los zánganos.

Las diligentes obreras

La abeja obrera es una abeja hembra con los órganos sexuales atrofiados y cuya misión consiste única y exclusivamente en trabajar, por ello su aparato bucal se ha desarrollado de manera extraordinaria. La abeja obrera pasa las primeras tres semanas de vida en la colmena ocupándose de la construcción del panal, así como de la alimentación y el cuidado de las larvas. Transcurrido ese período, abandona la colmena para dedicarse a la recolección de polen y néctar. La obrera transporta el néctar en los cestillos diminutos que tiene adosados a las patas posteriores. Esta pequeña cesta está cubierta por unas hileras de pelos que forman el llamado cepillo y cuya misión es recoger el polen. En el abdomen se halla un aguijón que comunica con la glándula del veneno y con los estiletes.

Panales para las larvas y la miel

El desarrollo de la abeja obrera desde que es un huevo hasta que se convierte en larva y, pasando por el estado de ninfa hasta el adulto, se prolonga durante unos 20 días. La reina, por su parte, necesita 16 días, mientras que el zángano no supera los 27. El crecimiento se produce en unas celdillas hexagonales en forma de columna, elaboradas con cera, que forman unas tablas de dos capas también llamadas panales. Muchos de éstos vuelven a formar una colmena. Las celdillas de los panales se llenan de alimento para el desarrollo de las crías y de miel para la subsistencia de la propia colmena.

Desplazar el enjambre es de utilidad para el apicultor cuando quiere multiplicar la colonia. Aquél aleja a la reina con una parte de su corte de la colmena, lo cual provoca que enseguida aparezca una nueva regenta.

La colonia de abejas

Reina

- Hembra; cuerpo alargado y delgado, con aguijón (que puede utilizarse varias veces).
- Se puede reproducir; después de un solo apareamiento, pone huevos diariamente: no lleva a cabo ninguna actividad de recolección, no construye el panal ni se ocupa de incubar.
- Esperanza de vida: de 2 a 5 años.

Obrera

- Hembra; más pequeña que la reina; aguijón venenoso.
- Productora; primero como abejas nodrizas (alimentando a las larvas), luego como abejas constructoras (elaboración de cera, cuidado y construcción de panales), finalmente como abejas de carga (recolección de néctar de flores y polen), o como abejas aprovisionadoras (producción de miel).
- Esperanza de vida: de 1 a 6 meses.

Zánganos

- Macho; más grande que la reina; cuerpo redondeado; carece de aguijón.
- No realiza ninguna actividad de recolección; su única función es fecundar a la reina.
- Esperanza de vida: unos pocos meses.

En el mes de mayo las abejas abandonan la colmena...

Como de costumbre, en el mes de mayo, la actividad de la colmena se vuelve especialmente frenética: se construyen celdas para las larvas que habrán de convertirse en reinas y que son alimentadas exclusivamente con jalea real durante todo su desarrollo. La abeja reina vieja huye de la colmena llevándose consigo a un grupo de obreras, el enjambre, que, finalmente, forma otra colonia independiente.

La miel: alimento y medicina

La miel, esa sustancia viscosa, dulce y casi siempre ambarina, además de ser uno de los alimentos más antiguos de la humanidad, ha adquirido un gran prestigio como medicina.

Este conocimiento no es nuevo, aunque durante mucho tiempo se quedó relegado al olvido. Según consta en diversos documentos, los médicos de la Antigüedad empleaban la miel para combatir un gran número de enfermedades. Por ejemplo, en Tebas, hacia el año 2.000 a. de C., se empleaba una mezcla a base de corazoncillo y miel como diurético, según figura en un pergamino encontrado con su correspondiente ilustración.

Cómo se obtiene la miel

Las abejas elaboran miel para su propia alimentación, ya que les aporta los hidratos de carbono más importantes. El néctar, un jugo rico en azúcares, es la base de su producción. Éste es el señuelo de las plantas para los insectos que, al absorber el néctar, se llevan consigo polen masculino a una nueva planta, polinizando la parte femenina de la flor. En definitiva, muchas plantas no podrían reproducirse sin la ayuda de las abejas.

Según las disposiciones alemanas sobre productos alimenticios sólo puede llamarse miel a aquella sustancia dulce que elaboran las abejas a partir del néctar de flores o de otras secreciones dulces de ciertas partes de la planta o de insectos, y que luego asimilan y transforman en su cuerpo, almacenan en panales donde los dejan madurar. Según la legislación, en caso de que se añada cualquier otro componente, el producto resultante ya no puede denominarse miel.

Además del néctar, las abejas también recolectan la ligamaza, esto es, las secreciones azucaradas de algunos insectos tales como, por ejemplo, los pulgones que viven en las hojas de los árboles y que se alimentan de su savia.

Las obreras de carga, es decir, las obreras que se encargan de la recolección, liban con su labro el néctar o la ligamaza y los transportan a la colmena en la cesta nectarífera. Una vez allí, depositan los néctares y los entregan a las abejas de la colmena, las cuales regurgitan lo recolectado. Ello se mezcla con enzimas que transforman estos azúcares no elaborados en fructosa y glucosa. A continuación, se llenan los paneles con la miel cruda que, más tarde, se espesará debido a la evaporación del agua. Al cabo de unos días la miel madura y las abejas tapan los panales para mantener las provisiones. A propósito de la cera, las abejas la elaboran en unas glándulas especiales que se hallan en la parte abdominal y que luego secretan en forma de laminillas.

Por lo general, el apicultor recolecta la miel extrayendo los panales llenos de la colmena mediante un proceso de centrifugado.

Una gran variedad

En la elaboración de la miel desempeñan un papel destacado las variedades de plantas recogidas, la clase de abeja recolectora y las condiciones climáticas. Además, la transformación y la conservación de la miel influyen en las características del producto final. Por lo general, las variedades de miel se diferencian en función de las plantas de las que proceden.

Así, aquellas que poseen una determinada denominación deben estar elaboradas al menos con un 50% de la planta citada (por ejemplo, la miel de brezo). La miel de flores procede, en su mayoría, del néctar de diversas plantas en flor. En cambio, las que constan esencialmente de las secreciones de los insectos de hoja se denominan miel de ligamaza o miel silvestre.

La mayor parte de la miel se recoge entre junio y julio; la miel temprana, hasta finales de mayo, y la miel tardía, en agosto y septiembre. Dado que a la diligente abeja no se le puede decir de dónde debe recoger el néctar y la ligamaza, no hay ninguna variedad que sea completamente igual.

Un jugo energético

Por lo general, la miel es un alimento rico en azúcar que no precisa ser digerido previamente por el organismo humano. Su valor energético es muy elevado: por ejemplo, 100 gramos de miel aportan unas 300 kilocalorías, lo que supone una contribución dos veces mayor que la misma cantidad de carne. Sin embargo, se trata de un producto plenamente natural que carece de efectos secundarios. La miel se caracteriza por tener un gusto sumamente agradable, a excepción de unas pocas y extrañas variedades. Posee un alto valor nutritivo, así como algunas propiedades curativas.

Los componentes de la miel

Tras analizar la miel se puede comprender por qué antiguamente ésta se empleaba con resultados satisfactorios para tratar un gran número de enfermedades y por qué se sigue utilizando en la actualidad. La miel aporta al organismo las sustancias vitales de las que éste suele carecer. Con todo, cabe tener en cuenta que las diferentes variedades de miel se componen de sustancias muy diversas y, por esta razón, pueden causar efectos muy diferentes.

> *Lo original es siempre insuperable. Así, pese a todos los intentos no se ha conseguido crear artificialmente la complicada composición de la miel de abejas.*

El azúcar y el agua

Los hidratos de carbono, es decir, aquellos azúcares que abastecen rápidamente a nuestro organismo de energía, son los principales componentes de la miel, en un porcentaje del 75 al 79%. Entre los más importantes destacan la fructosa y la glucosa o dextrosa. Además, la miel también está compuesta de pequeñas cantidades de azúcar de malta (maltosa), de azúcar de caña (sacarosa) y de otros azúcares. Si bien el porcentaje de agua, en cambio, oscila entre un 16 y un 20 %, cabe destacar que éste es importante ya que determina la calidad de la miel. A excepción de la miel de brezo y la de trébol, el porcentaje de agua no puede nunca sobrepasar el 21 %.

La miel fresca es líquida, incluso viscosa. Después de algún tiempo empieza a solidificarse. Éste es un proceso natural que se desencadena mediante las enzimas que contiene la miel. Su consistencia no dice nada sobre su calidad, mientras sea uniforme.

Las proteínas

Los prótidos son otros componentes importantes de la miel. Bajo este nombre se engloban aquellas sustancias con enlaces de nitrógeno que, si bien desempeñan un papel secundario por estar representadas con un porcentaje inferior al 1 %, son muy valiosas como medicamento. Entre los prótidos destacan, básicamente, los aminoácidos, que son muy importantes desde el punto de vista nutricional y que sirven al organismo para formar sustancias proteicas. Si bien la miel contiene unos doce aminoácidos, los más activos son la cisteína, la histidina, la fenilalanina, la arginina, la lisina y los ácidos glutamínicos.

Los ácidos

Desde el punto de vista químico, todas las variedades de miel presentan una reacción ácida. En la miel se hallan presentes el ácido acético, el butírico, el clorhídrico, el cítrico, el fórmico, el glucónico, el fosfórico, el láctico y el succínico. Todos estos ácidos determinan el sabor y el olor de la miel.

Minerales, oligoelementos y vitaminas

Los minerales y oligoelementos vitales se encuentran en la miel en un porcentaje de un 0,2%. Los más significativos son el calcio, el cloro, el cobre, el hierro, el magnesio, el manganeso, el fosfato, el potasio, el silicio, el sodio y el azufre.

La miel es rica en vitaminas, sobre todo las del grupo B. Todas las variedades de miel poseen las siguientes: la vitamina B_1 o tiamina, la vitamina B_2 o riboflavina, la biotina o vitamina H y el ácido fólico. Además, también contiene ácido pantoténico, niacina o nicotinamida, y vitamina C o ácido ascórbico.

Junto a los importantes enzimas, como la sacarosa y la amilasa, la miel contiene sustancias aromáticas que le confieren su sabor característico como un agente activo biliar, una sustancia estrógena y varias sustancias antibióticas, es decir, inhibidoras de gérmenes que se comprenden bajo la denominación inhibina.

Cómo tratar este dulce elixir

Muchos de los componentes de la miel son termolábiles y no resisten la luz. Por esta razón, si se desea conservar su acción antibiótica, nunca puede calentarse a más de 38 ºC. La tradicional cucharada de miel disuelta en leche caliente como remedio curativo resulta inútil siempre y cuando la temperatura de la leche supere los 38 ºC.

Obviamente, la conservación de la miel desempeña un papel importante en la calidad final de la misma. Debe guardarse en un pote herméticamente cerrado, aislado del aire y la humedad, para evitar que fermente. Asimismo, debe protegerse de la luz si se desea mantener sus propiedades antibióticas. Los cambios de temperatura influyen también negativamente en su eficacia.

Formas de distinguir una miel nutritiva:

- *Posee un olor agradable y aromático, es viscosa y consistente, y puede untarse.*
- *Tiene un aspecto homogéneo y acaramelado cuando se calienta.*
- *Posee una superficie seca.*

Se desconoce que la miel presente algún tipo de contraindicación. Las únicas excepciones afectan a los diabéticos. Por su alto contenido en azúcar, la miel resulta desgraciadamente un producto vedado para los diabéticos y también para aquellas personas a quienes que cause algún tipo de reacción alérgica. Por lo demás, puede afirmarse que la miel no sólo es un alimento delicioso, sino también un medicamento natural con un elevado valor terapéutico.

Formas de distinguir una miel de baja calidad:

- *Tiene un olor o gusto extraño.*
- *Es demasiado líquida o cristaliza de manera desigual.*
- *Presenta una superficie húmeda cuando se calienta.*
- *Posee muchas impurezas.*

Las mieles aromáticas: miel con hierbas medicinales

Los orígenes de las variedades de miel que contienen determinadas hierbas medicinales aparecen justificados en el Corán, ya que los musulmanes sólo pueden utilizar sustancias plenamente naturales para el tratamiento de enfermedades.

Hace mucho tiempo, a los musulmanes se les ocurrió suministrar miel con determinadas esencias florales a las colonias de abejas. En consecuencia, las abejas producían la miel de una hierba determinada, esto es, un producto completamente natural y más concentrado. Por lo tanto, hace unos mil años ya se conocía lo que, en la actualidad, los apicultores denominan aportación extra, es decir, la combinación de la miel natural con determinadas plantas y flores seleccionadas.

Con el fin de que la salud se beneficie de este proceso en nuestro tiempo, fue necesario realizar una estandarización. Tras realizar una serie de pruebas en La Española, la segunda isla más extensa de las Indias Occidentales, se averiguó de qué manera y con qué medios técnicos podía lograrse que las abejas elaboraran de manera exacta 500 miligramos de extracto floral disueltos en 125 gramos justos de masa de miel.

Este nuevo tipo de miel se denominó «miel aromática». El nombre tuvo que acuñarse y patentarse ya que, según la legislación, el hecho de que ésta contuviera otros ingredientes impedía que se pudiera seguir denominando «miel». La miel aromática, y en consecuencia la aromaterapia a base de miel, que hasta la fecha sólo existe en La Española, es única en su género. Con el paso del tiempo se ha desarrollado una serie de alimentos dietéticos que se utilizan con resultados satisfactorios para tratar diversas dolencias. En total, existen ocho tipos de miel con esencias, es decir, mieles combinadas con una esencia determinada, así como un tipo que reúne varias esencias aromáticas.

Propiedades curativas de la miel

- Por su capacidad para reabsorber los azúcares, la miel proporciona rápidamente energía y vitalidad.
- La miel fortalece los nervios.
- La miel tiene una acción antibacteriana y antiinflamatoria.
- La miel tiene una acción antibacteriana y antiinflamatoria.
- La miel contribuye a desintoxicar el organismo.
- La miel fortalece el sistema inmunológico.
- La miel vigoriza el corazón.
- La miel facilita la digestión.
- La miel acelera la curación de las heridas.

Las abejas son muy sensibles a las toxinas medioambientales, como los pesticidas o los metales pesados. El aumento de las muertes de abejas y la miel con sustancias dañinas son claros indicativos de la contaminación medioambiental. En general, son pocos los residuos que quedan en la miel.

Diversos tipos de esencias vegetales

Miel con esencia de ciprés

Contenido estándar: 125 g de miel natural, 500 mg de esencia natural de ciprés.

Aplicaciones: la esencia de ciprés resulta indicada de forma especial para tratar terapéuticamente afecciones gripales, trastornos nerviosos, molestias menstruales, baja presión sanguínea, así como reumatismos. Cada vez más científicos la aprecian también como inhibidor cancerígeno.

Miel con esencia de eucalipto

Contenido estándar: 125 g de miel natural, 500 mg de esencia de eucalipto pura.

Aplicaciones: a la esencia de eucalipto se le atribuye un efecto antiséptico, un poderoso efecto regenerativo, así como un efecto atenuante del asma y la bronquitis. En los países árabes se emplea para reducir el nivel de azúcar en la sangre, así como para combatir la escarlatina, el sarampión y las infecciones derivadas de los colibacilos.

Miel con esencia de espliego
Contenido estándar: 125 g de miel natural, 500 mg de esencia de espliego natural.
Aplicaciones: la esencia de espliego se utiliza, entre otras cosas, para calmar las afecciones cardíacas y para aliviar situaciones de estrés. Ejerce un efecto benefactor en el desarrollo de enfermedades infecciosas, así como en casos de digestiones lentas.

El néctar de espliego confiere a la miel un intenso sabor especiado, incluso ligeramente amargo, al que hay que acostumbrarse. En el sur de Francia se produce a gran escala, ya que existen allí extensos campos de espliego.

Miel con esencia de mejorana
Contenido estándar: 125 g de miel natural, 500 mg de esencia de mejorana natural.
Aplicaciones: la esencia de mejorana calma las fuertes migrañas y el insomnio. Dilata los vasos sanguíneos y, además, actúa como expectorante.

Miel con esencia de pino
Contenido estándar: 125 g de miel natural, 500 mg de esencia de pino natural.
Aplicaciones: la esencia de pino atenúa todo tipo de afecciones de las articulaciones y sobre todo las hernias discales. Intensifica la irrigación de los vasos periféricos.

> *Una exquisitez muy especial es la miel de naranja oriunda de España y África, puede adquirirse en las tiendas naturistas. En caso de nerviosismo y trastornos del sueño ejerce un efecto ligeramente tranquilizante.*

Miel de romero
Contenido estándar: 125 g de miel natural, 500 mg de esencia de romero natural.
Aplicaciones: la esencia de romero estimula notablemente el riego sanguíneo y contribuye a prevenir los estados de agotamiento.

Miel de salvia
Contenido estándar: 125 g de miel natural, 500 mg de esencia de salvia natural.
Aplicaciones: en los países árabes, la esencia de salvia es la receta por excelencia para combatir la caída

del cabello. También puede usarse como desodorante natural, ya que regula la transpiración excesiva y actúa contra olores corporales de todo tipo.

Miel de tomillo
Contenido estándar: 125 g de miel natural, 500 mg de esencia de tomillo natural.
Aplicaciones: la esencia de tomillo ayuda a combatir el agotamiento físico y mental. Además, es recomendable en los casos de anemia, fiebre y afecciones de las vías respiratorias, como la tos.

Miel con el complejo de esencias «R» (especialmente recomendado para afecciones reumáticas)
Contenido estándar: 125 g de miel natural, 500 mg de esencias naturales de eucalipto, sasafrás, terpentina, cayeputi, mejorana silvestre, romero, enebro y limón, a partes iguales.
Aplicaciones: las esencias propias de esta variedad de miel combinadas con ésta son un excelente remedio para combatir todo tipo de problemas articulares derivados de reumatismos. En el capítulo «Cómo curar las enfermedades con productos apícolas», se describe más detalladamente su aplicación en este ámbito y cómo se realiza una cura.

El polen: energía concentrada

El término polen alude a las esporas de las plantas fanerógamas que sirven para polinizar los pistilos u órganos femeninos de las flores. En realidad, el polen no es un producto, sino la cosecha que hacen las abejas, o sea, lo necesitan para la cría de las larvas. El polen es la fuente de alimentación más importante para larvas y abejas, ya que les proporciona proteínas y grasas.

Para llenar las cestas de polen, una abeja necesita una hora. Los 20 miligramos que transporta se agregan a los 50 kilogramos que una colonia lleva a la colmena al cabo del año.

De las cestas a la colmena

Al recoger el polen, la abeja roza los estambres de las flores y éste se adhiere en el cepillo. A continuación, lo mezcla con el néctar y forma bolitas compactas para su transporte. Las abejas poseen en las patas traseras unos cestillos especiales en los que transportan el polen hasta la colmena. Una vez allí, lo almacenan en los panales para mezclarlo con la miel.

Siempre que sea posible, la abeja busca una misma variedad de planta para recoger el polen; en la jerga apícola, este fenómeno se denomina «reincidencia floral».

De esta manera, la sabia naturaleza ha dispuesto que cualquier flor abordada sea fecundada con el mismo tipo de polen para evitar cruces indeseados con otros tipos de plantas.

El recurso de las trampas

Los apicultores consiguen el polen colocando trampas para este propósito. Se trata de unas rejillas especiales situadas en la piquera de la colmena que separan una parte del polen adherido a las patas de las abejas. Estas bolitas húmedas se conservan extendiéndolas en capas delgadas y secándolas con aire caliente.

Para las abejas, la energía que les aporta el polen es indispensable. Por ello, el apicultor sólo puede extraer una parte muy pequeña de la cosecha, no más de un diez por ciento.

Todo lo que contiene el polen

El polen es sumamente valioso para la salud, ya que contiene proteínas, vitaminas, minerales y oligoelementos de primera calidad. El contenido proteico del polen es mayor que el de la miel. El polen también se caracteriza por poseer ácidos grasos poliinsaturados que participan en las funciones vitales y que previenen las enfermedades cardiovasculares. Los tres componentes más importantes son el ácido araquidónico, el linoleico y el linolénico.

Las proteínas primordiales

Las proteínas del polen son de suma importancia, ya que constan, en un alto porcentaje, de aminoácidos esenciales, es decir, aquellos que el organismo no es capaz de elaborar por sí mismo a pesar de que sean imprescindibles para realizar todas sus funciones. El porcentaje de aminoácidos presentes en el polen se sitúa entre el 15 y el 30% y, debido a su alta concentración, basta con 20 gramos diarios de polen para satisfacer las necesidades de una persona adulta. Los aminoácidos más importantes son la arginina, la glutamina L, la histidina, la isoleucina, la leucina, la lisina, la metionina, la fenilalanina, la treonina, el triptófano, la valina y la cisteína. A continuación especificamos la importancia fisiológica de algunos de ellos.

Arginina
Este aminoácido actúa especialmente sobre el hígado y, por ello, resulta muy importante para aquellos pacientes con insuficiencia hepática. Además, también sirve para aumentar la potencia sexual masculina.

Glutamina L
Ejerce una acción regeneradora sobre el cerebro humano. La glutamina L que se encuentra en el polen no sólo resulta beneficiosa para las personas de edad avanzada, sino que también fortalece la capacidad intelectual de los adolescentes. Por ejemplo, basta con un simple estímulo externo para paliar y eliminar las posibles dificultades que surgen en el aprendizaje durante la edad escolar.

Cien gramos de polen contienen tantas proteínas como una libra de carne de vaca, pero el cuerpo las aprovecha mucho mejor. Por eso, el polen es un extraordinario proveedor de proteínas para los vegetarianos.

Histidina
Regenera los glóbulos rojos y activa su producción. Éstos se forman en la médula ósea y, principalmente, tienen la misión de proveer de oxígeno al organismo, es decir, de transportarlo a través de la sangre a todas las células. Una carencia de histidina puede tener graves o mortales consecuencias para el organismo.

Lisina
Este aminoácido sirve para regenerar los tejidos dañados, ya que desempeña un papel decisivo en el crecimiento celular. Por ejemplo, esta sustancia activa ejerce un efecto beneficioso sobre aquellas heridas que tienen una difícil curación o un largo proceso de cicatrización. También se ha demostrado que la lisina mantiene la piel suave y saludable y, por ello, se ha ganado una posición privilegiada en cosmética, como un componente eficaz en numerosas cremas y lociones.

Metionina
La metionina se encarga de metabolizar perfectamente las proteínas en el organismo. Previene intoxicaciones y, por ejemplo, es de suma importancia para combatir el alcoholismo. Este aminoácido, básicamente, se encarga de proteger las hipersensibles células biliares.

Fenilalanina y treonina
Estos dos aminoácidos retardan el envejecimiento. Por esta razón, resultan muy apropiados especialmente para las personas de la tercera edad aquejadas de fatiga o decaimiento de tipo físico y mental.

Triptófano
Esta sustancia es de vital importancia para retardar el envejecimiento, ya que estimula la vivacidad mental del individuo a partir de la edad adulta.

Gracias a la energía nutritiva que le proporciona el polen, una abeja que vuela generalmente a unos 24 kilómetros por hora puede alcanzar los 50 kilómetros por hora en caso de necesidad.

Cisteína
La cisteína es un importante componente de la queratina, con la que se forman las uñas de manos y pies, así como el cabello. Esto explica por qué un tratamiento a base de polen puede poner fin a la caída del pelo. En algunos casos, incluso puede regenerar el crecimiento capilar, eso sí, siempre y cuando se conserve la raíz. En último término, la cisteína ejerce un importante efecto desintoxicante y antiesclerótico.

Una fuente de vitaminas

Si bien la miel contiene principalmente vitaminas del grupo B, en el polen, por el contrario, se hallan casi todas las vitaminas existentes, lo que hace que sus efectos sean mayores.

Vitamina B_1

Esta vitamina se denomina también tiamina y protege el sistema nervioso central, actúa como analgésico y reconstituyente y regula el azúcar en la sangre. Además la vitamina B_1 combate los estados de fatiga corporales y mentales. Una carencia grave de ésta puede traducirse en síntomas neurológicos que degeneren en la enfermedad de Beriberi; otros síntomas más leves pueden ser cansancio, trastornos digestivos y falta de apetito.

Vitamina B_2

Esta vitamina, denominada también rinoflavina, influye en el crecimiento. Es apropiada para tratar las impurezas de la piel, afecciones en los párpados, labios y orejas, y otras enfermedades cutáneas. La vitamina B_2 se puede tomar incluso para el tratamiento de enfermedades propias del envejecimiento. Su efecto curativo se percibe inmediatamente cuando el paciente presenta temblores y mareos repentinos.

Vitamina B_6

La vitamina B_6 o piridoxina tiene una función parecida a la vitamina B_2. Estimula igualmente el crecimiento. Para combatir la anemia y también enfermedades cardiovasculares o ateromas de la aorta (obstrucción de la aorta) se recomienda tomar vitamina B_6, ya que puede ser de gran ayuda.

La vitamina B6 desempeña un papel decisivo en el metabolismo de las proteínas. Además de encontrarse en el polen, también es muy abundante en el pan integral y en el pescado de mar.

Ácido pantoténico

Es indispensable para realizar el metabolismo en el cuerpo humano. Esta vitamina da un resultado verdaderamente satisfactorio en el tratamiento de la diabetes mellitus (azúcar en la sangre) y de la mayoría de cirrosis hepáticas (atrofia del hígado), provocadas muchas veces por el consumo de alcohol. La carencia de ácido pantoténico en el cuerpo humano se manifiesta en lesiones en la piel, uñas, mucosas y en las vías respiratorias. También los pies ardientes suelen ser un síntoma claro de tal carencia.

Ácido fólico
Al igual que el aminoácido histidina, el ácido fólico estimula la formación de glóbulos rojos y la división de las células, una función vital primordial. Fundamentalmente, suele almacenarse en el hígado. En el caso de las embarazadas, una carencia de esta vitamina puede provocar lesiones a los fetos.

Vitamina C
Esta vitamina se conoce también por el nombre de ácido ascórbico. Se considera la «vitamina energética» por excelencia para el organismo y combate los estados de agotamiento. Además aumenta el vigor corporal y mental, sobre todo después de una grave enfermedad.

> *El aporte de vitaminas concentrado a través del polen es especialmente recomendable para convalescencias o agotamiento, pues es entonces cuando los estados carenciales suelen ser más apreciables.*

Vitamina D
Se considera especialmente adecuada como medida preventiva contra el raquitismo, una enfermedad representativa de la carencia de vitaminas, que no obs-

tante puede desencadenarse debido a una carencia de luz solar. Además, la vitamina D ejerce un efecto regulador sobre el metabolismo y resulta de gran ayuda en estados carenciales de calcio.

Vitamina E

La vitamina E estimula la respiración celular y por ello tiene una importancia significativa para combatir las manifestaciones del envejecimiento. Protege los vasos sanguíneos y fortalece el corazón. No obstante, también es muy adecuada contra quemaduras y enfermedades de la piel.

Provitamina A

Se conoce también como betacarotina y es un antecedente de la vitamina A. La provitamina A se considera una vitamina del crecimiento muy importante para regenerar las células de la piel.

Las sustancias antibióticas que contiene el polen pueden neutralizar las toxinas y los detritus del cuerpo, de tal manera que puede ser una beneficiosa cura depurativa.

Otras sustancias que componen el polen

En la Facultad de Ciencias Naturales de la Universidad de Moscú se ha sometido el polen de las abejas a numerosos análisis y se ha descubierto el glucósido rutinio. Éste pertenece al grupo de los bioflavonoides, que están formados fundamentalmente por pigmentos colorantes y naturales de plantas. Se ha demostrado clínicamente que el rutinio vigoriza los capilares y, por lo tanto, que es indispensable en el cuerpo humano para impedir encefalorragias, por ejemplo. Cuando no conduce a la muerte, las consecuencias de una encefalorragia son el derrame cerebral o parálisis. Esto no significa evidentemente que las personas más amenazadas por llevar una vida poco saludable vayan a superar todos los riesgos. La nicotina, por ejemplo, aniquila gran parte de la fuerza curativa de los contenidos del polen. No obstante, esto no sólo vale para la nicotina, sino también para todos los demás estimulantes tóxicos.

El polen contiene también otros agentes activos vitales, minerales y oligoelementos como calcio, magnesio, cloro, hierro, potasio, manganeso, fósforo, azufre y silicio, además de enzimas y otras sustancias de tipo hormonal y antibiótico.

Una gran diferencia de calidad

El valor terapéutico del polen depende en gran medida del estado ecológico de la región de donde procedan las abejas y también del tipo de plantas recogidas. El polen presenta grandes diferencias en su forma y en su composición. Así, por ejemplo, el de árboles frutales, plantas aromáticas, castaños y trébol blanco y verde es de una gran calidad, mientras que el de arce, haya, álamo, aliso y diente de león tiene una calidad media. El polen de las coníferas es el peor.

Otro factor importante que revierte en la calidad del polen, y por lo tanto también en la salud, es su variedad. Un polen efectivo debe contener el mayor número posible de hierbas curativas. El polen de una sola planta posee un valor menor y con frecuencia no sólo procede de un monocultivo, sino que suelen ser plantaciones en las que se utiliza una gran cantidad de pesticidas.

En el color de la carga de polen de una abeja se puede reconocer qué planta ha visitado. Así, si el polen es amarillo claro, proviene por ejemplo de la colza, y si es rojo anaranjado, de las flores de la ginesta.

El polen y las alergias

Dada la situación, son comprensibles las objeciones de muchos investigadores de alergias, quienes afirman que el polen o el propóleos no proporcionan ninguna ayuda para combatir alergias como la fiebre del heno, por ejemplo. El polen de estos monocultivos a los que se aplican sustancias nocivas seguro que no ayuda en absoluto. Sólo el multipolen, o sea, las cosechas que aglutinan todas las flores recogidas en una estación, puede causar algún efecto contra esta determinada alergia, ya que solamente en este caso se puede esperar que el polen contenga el tipo concreto que necesita el afectado para conseguir una desensibilización. Los tratamientos alérgicos con un alto grado de polen variado suelen dar resultados satisfactorios en un 86% de los casos, y siempre que se haya acompañado el tratamiento con propóleos.

El polen debe ser crujiente y seco, en el momento de la compra; si se deshace es porque está húmedo y ya no es apropiado para el consumo. No a todos les gusta el sabor del polen. Espolvoree un poco en el muesli del desayuno, o mézclelo con zumo de frutas.

Ingestión y conservación

Al igual que todos los productos apícolas, también el polen logra un efecto óptimo cuando su acción se combina con la de otras sustancias naturales. Así, por ejemplo, se puede mezclar el polen con pepitas de calabaza y elaborar un granulado que está indicado para combatir problemas de próstata, impotencia y trastornos metabólicos de cualquier tipo. Este producto alimenticio dietético debe tomarse durante un período prolongado y ante todo restablece también las defensas corporales del organismo.

La receta del vino de polen casero

Ponga 500 gramos de polen granulado (para 1 litro de vino) en un recipiente y añada una cantidad de agua suficiente para que lo cubra. Deje reposar la mezcla 3 días. Añada tres veces la misma cantidad de agua y 125 gramos de azúcar de caña moreno por cada 500 mililitros. Vierta el contenido en una botella abombada y déjelo fermentar. Retire paulatinamente la espuma que se forma en la superficie e incorpore un poco de agua azucarada. Tres semanas después el vino de polen se cuela y ya está listo para tomar.

El polen: bueno en la leche

Se recomienda tomar polen con otros productos comestibles ácidos, como leche cuajada, yogur, pan negro de levadura o col fermentada. Los ácidos lácteos completan la acción inhibidora de la descomposición y favorece el funcionamiento del sistema digestivo. El polen puede tomarse con yogur, batidos de leche y también con mermelada y untado en el pan.

Importantes efectos curativos del polen

- El polen proporciona al organismo todas las sustancias vitales importantes y previene contra los estados carenciales.
- El polen fortalece los nervios.
- El polen cuida la piel del interior.
- El polen refuerza la vitalidad corporal y espiritual.
- El polen estimula la circulación sanguínea.
- El polen cuida el intestino y regula la digestión.

Las semillas duras se desintegran

Otra forma de ingerir el polen es el Seedovin. Se trata de un tipo de vino al que se le ha agregado polen disuelto. Este producto ya existía en tiempos de los incas. Se basa en la constatación de que el polen de las abejas es difícil de ser asimilado por el estómago humano. Por eso, los incas elaboraban ya un vino de cactos en el que dejaban macerar el polen durante cuatro semanas. Con esto conseguían que tanto la parte de agua como la de alcohol asimilaran el polen para que de esta forma estuviera a disposición del hombre.

Los apicultores europeos hacen posible que las sustancias del polen lleguen al organismo pulverizando éste en un molinillo, o bien elaborado mediante un determinado procedimiento industrial. El polen que no está tratado debe incorporarse a la leche o al zumo de fruta para reblandecer las cáscaras de las semillas.

Un método práctico: el granulado de polen

En las tiendas naturistas o de dietética se pueden adquirir distintos productos a base de polen. El polen en forma de granulado es el de más sencillo consumo. Puede tomarse puro, o bien disuelto en agua o zumo. El polen granulado debe conservarse en potes de rosca que cierren perfectamente y estar protegido del calor, la humedad y la luz para evitar que se forme moho o que fermente. El polen es también muy sensible a los ataques de parásitos como la polilla de la cera, ácaros y coleópteros. Cuando se tienen grandes cantidades pueden congelarse a -18 ºC. No obstante, una vez descongelado debe consumirse rápidamente. Además del granulado, también puede encontrarse polen en tabletas o en cápsulas y pulverizado. Cabe señalar que nunca debe calentarse a temperaturas muy elevadas.

Si el apicultor ha secado convenientemente el polen y lo coloca en un lugar adecuado, éste puede conservarse dos años. Durante ese período el contenido en sustancias benefactoras disminuye de forma continuada, por eso se recomienda consumirlo lo antes posible.

La jalea real: jugo regio

Resulta difícil encontrar otra sustancia natural de la que se hayan escrito tantas afirmaciones imprecisas y poco rigurosas como de la jalea real. Recientemente, el mercado se inundó de productos solubles en alcohol, en forma de cápsulas o mezclados con otras sustancias a los que se atribuían resultados milagrosos. Como consecuencia de ello, la jalea real cayó en descrédito porque llegó un momento en que el consumidor no podía distinguir entre la fábula y la realidad.

Sin embargo, esto no ha mermado ni un ápice el prestigio de la jalea real natural para la salud. Además, basta con observar el rápido desarrollo de la abeja reina y su longevidad en comparación con las obreras, así como su enorme producción de descendencia, para calibrar las propiedades de la jalea real. Esto se debe al hecho de que las abejas reina son alimentadas con esta sustancia, lo cual también pone de relieve el gran potencial que representa este nutriente.

Por ello, todas las afirmaciones recogidas en esta obra en torno a la jalea real se refieren exclusivamente al producto en estado natural y no a cualquiera de los posibles derivados del mismo.

La alimentación de la reina de las abejas

La jalea real, también denominada jugo de abeja reina, es elaborada por las obreras jóvenes en el período comprendido entre el tercero y el undécimo día de vida en el interior de una glándula nutricional de la cabeza.

En un principio, todas las larvas de abeja reciben este alimento tan energético. Si bien las larvas de obrera y de zángano pueden modificar, al cabo de un tiempo, esta dieta original por miel y polen, cabe señalar que las larvas de reina siguen alimentándose de jalea real no sólo durante esta primera fase, sino a lo largo de toda su vida.

La reina se alimenta exclusivamente de jalea real. Esto no sólo es la causa de que sea significativamente más grande que las abejas obreras, sino de que además viva unas sesenta veces más y pueda poner 2.000 huevos diarios, que es más que su propio peso.

Para obtener este producto tan exquisito, el apicultor aleja a la reina de la colmena y coloca las celdas prefabricadas para las futuras reinas. Poco después, las abejas inician la cría de las larvas y las alimentan con jalea real. Tres días más tarde, el apicultor aparta a las larvas recolectando de cada celda una cantidad aproximada de 0,2 gramos de jalea real.

El hecho de que la obtención de jalea real sea tan laboriosa da lugar a que esta savia real sea regia hasta en el precio. En las tiendas naturistas se puede adquirir normalmente en una mezcla de sólo tres gramos por cada cien gramos de miel.

La composición de la jalea real

La jalea real es amarillenta, de olor penetrante y de sabor ácido. Ante todo se compone de agua, aminoácidos de primer orden, un gran número de ácidos grasos poliinsaturados, azúcares, minerales y oligoelementos de absorción rápida, así como de un alto porcentaje de sustancias todavía no investigadas, sobre las que existen múltiples teorías. Las vitaminas que posee la jalea real se pueden dividir en dos grupos: hidrosolubles y liposolubles. En el caso de las vitaminas hidrosolubles cabe citar la vitamina B_1 o tiamina, la vitamina B_2 o riboflavina, la vitamina B_6 o piridoxina, el ácido pantoténico, la niacina o ácido nicotínico, la biotina o vitamina H, el ácido fólico y la vitamina C o ácido ascórbico. Entre las vitaminas liposolubles se encuentran las vitaminas E y A. En último término, también hay sustancias antibióticas y otras similares a las hormonas.

De la composición que acabamos de exponer se deriva lo siguiente: unos trescientos miligramos diarios de jalea real natural proporcionan a una persona la cantidad suficiente de vitaminas A, E y C, así como de un complejo de vitamina B. Recientemente se ha demostrado de manera científica que estas vitaminas pueden servir de protección frente a los agentes tóxicos del medio ambiente. En definitiva, la jalea real constituye un arma excelente que procede directamente de la naturaleza para combatir los daños producidos por el medioambiente.

La jalea real contiene también sustancias activas semejantes a las hormonas que son muy beneficiosas especialmente para las mujeres en la época de la menopausia, ya que les ayudan a combatir las molestias habituales. Aquéllas sustituyen la reducida producción de hormonas en el cuerpo.

Un desafío para la ciencia

En la actualidad, todavía hay un 2,84% de componentes de la jalea real que todavía no han sido investigados de forma exhaustiva y a los que se han atribuido una gran eficacia por la capacidad rejuvenecedora. Debido a que se desconoce completamente cómo se comportan estas sustancias, por ejemplo, al combinarlas con alcohol, y tampoco se sabe si podrían ser destruidas por éste, convendría hacer hincapié nuevamente en que la comercialización del producto natural de «jalea real» como solución alcohólica o sometida a cualquier tipo de manipulación o adulteración es absolutamente dudosa.

Lo que sí parece estar al margen de toda discusión es el hecho de que estas sustancias aún desconocidas se encargan de conseguir que el metabolismo basal se eleve en un 24%. Por lo general, la ciencia considera el metabolismo basal de una persona como el baremo para medir la intensidad con que se realizan sus procesos vitales. En resumen, la jalea real natural activa el potencial energético de un individuo.

El gran poder curativo de la jalea real

Los científicos han demostrado que la jalea real posee un óptimo efecto microbicida y antibiótico para combatir un número considerable de microorganismos, entre los que destaca especialmente el bacilo de la tuberculosis. Además, la comunidad científica también ha señalado el efecto bactericida que posee la jalea real para combatir el *Staphylococcus aureus*, una de las bacterias más extendidas. En definitiva, la jalea real permite combatir con resultados satisfactorios la mayoría de los gérmenes que causan abscesos, furúnculos y carbuncos, así como el bacilo de la enterocolitis (inflamación del intestino delgado y del colon).

Por liofilización, la jalea real se conserva a una temperatura de -50 ºC. Se forman finísimas láminas blancas que se disuelven fácilmente en el agua y después vuelven a ser tan efectivas como el alimento recién recolectado.

Una serie de experimentos realizados en Europa oriental revelaron que la jalea real puede reforzar la absorción de oxígeno por parte del tejido, aumentando en consecuencia la vitalidad del individuo. En último término, la jalea real es especialmente rica en vitaminas del grupo B y sus efectos se manifiestan incluso en pequeñas dosis.

Además, se ha demostrado científicamente que posee efectos benefactores para combatir enfermedades diversas y preservar la salud del individuo, y que en definitiva es un gran remedio terapéutico. Sea como fuere, no obstante, la jalea real ni debe considerarse como una panacea universal ni como la fuente de la juventud eterna, tal como pregonan algunos comerciantes avispados. Las exageraciones de esta índole sólo benefician a todas aquellas personas deseosas de ganar dinero fácil.

El trato con esta sustancia noble

La jalea real en estado puro es sumamente sensible al calor y la luz y, tras extraerla de la colmena, debe refrigerarse constantemente. Por esta razón, se comercializa liofilizada o mezclada con miel o polen en las tiendas de productos dietéticos o naturistas. En los hogares también debe protegerse de la luz, el aire y el calor, siendo aconsejable su conservación en el frigorífico.

Extraída con cuchara de la celda de la colmena

Aquellas personas que conozcan a un apicultor pueden adquirir celdas recién extraídas y llenas de jalea real directamente de la colmena: un privilegio que uno debería permitirse una vez en la vida. No obstante, cabe indicar que este procedimiento de compra no resulta aconsejable si desea utilizar la jalea real con fines curativos.

En los comercios también se venden ampollas bebibles de jalea real y combinaciones de otras sustancias biológicas como el ginseng u otras vitaminas.

Sea como fuere, tanto la jalea real liofilizada como la mezclada con miel han demostrado ser las que mejor preservan las propiedades del producto.

En lo que respecta a su uso externo, conviene citar la existencia de cremas, pomadas y productos para el cuidado capilar, ya que la jalea real también posee efectos beneficiosos en la cosmética.

Principales propiedades curativas de la jalea real

- La jalea real aumenta considerablemente la resistencia física y mental del organismo.
- La jalea real fortalece el sistema inmunológico del organismo.
- La jalea real estimula las funciones cardiovasculares.
- La jalea real complementa el tratamiento de enfermedades reumáticas.
- La jalea real armoniza el estado anímico.
- La jalea real cuida la piel por dentro y por fuera.

El propóleos:

un antibiótico natural

En Alemania, la información referente al propóleos es manifiestamente insuficiente. Esto obedece a una cierta inseguridad en lo que respecta a las consideraciones que se hacen sobre él. La cuestión es que no se sabe con certeza si el propóleos es un reconstituyente alimenticio o un medicamento y esto dificulta su empleo y su adquisición.

Material de construcción y desinfectante

El vocablo «propóleos» proviene del griego ,y traducido, significa «frente a la ciudad». Sirve para designar los puntos de defensa que, en la Grecia clásica, se erigían delante de las ciudades estado para defenderse de los enemigos.

En el mundo apícola, no obstante, el propóleos es una especie de masilla o material de construcción con el que las abejas pegan los panales, tapan las fisuras y las grietas de las celdas y que, asimismo, aísla la parte interior de la colmena del frío, el calor y la lluvia. Además, acumulan ciertas cantidades de esta masilla junto a la entrada de la colmena para impedir una posible invasión enemiga.

Dado que el propóleos es un antibiótico natural con un amplio abanico de aplicaciones, sirve también para proteger la colonia de abejas de infecciones que, de otro modo, podrían propagarse con gran celeridad. Por ejemplo, antes de que la reina lleve a cabo la puesta de huevos, las celdas se cubren con esta sustancia para ser esterilizadas. Asimismo, aquellos enemigos que hubieran logrado adentrarse en la colmena y que fueran liquidados, como ratones, lagartijas o lombrices, también se cubren con propóleos para evitar su descomposición, ya que las abejas no pueden retirar cuerpos tan pesados del interior de la colmena.

Para proteger a la colonia de las infecciones, inmediatamente después de volver a la colmena, las abejas elaboran un muro de propóleos que neutraliza todos los gérmenes que han acarreado durante el vuelo en el exterior.

De la resina de las plantas

La materia prima del propóleos es un producto vegetal: la resina viscosa de árboles frondosos, coníferas o arbustos que protegen así sus brotes y hojas, evitando que éstos se sequen o sean invadidos por una plaga de parásitos. Las abejas recogen dicha resina, la mezclan con polen y cera y la transportan hasta la colmena en la parte interior de las patas traseras, al igual que el polen. Una vez allí, esta sustancia se enriquece con secreciones de una glándula especial situada en la cabeza.

El propóleos ya preparado consta, en un porcentaje que oscila entre el 50 y el 60%, de resinas y polen, mientras que el 30% es de cera de abeja. El 10% restante está constituido por aceites esenciales.

El apicultor recoge el propóleos de la colmena, o bien raspándolo, o bien colgando una reja de fácil extracción en el interior de aquélla, lo cual es más eficaz. En este último procedimiento, las abejas también cubren este cuerpo extraño con propóleos.

El contenido del propóleos

Las investigaciones científicas acerca de los componentes del propóleos todavía no han concluido. No obstante, en la actualidad se ha constatado que el propóleos contiene, entre otras, vitaminas del grupo B, vitamina E y biotina (vitamina H), así como algunos aminoácidos esenciales, enzimas, minerales como el calcio y otras sustancias de tipo hormonal.

Sólo unas pocas abejas obreras veteranas realizan el difícil trabajo de recolectar la resina que contiene el propóleos. Esta masilla viscosa se adhiere tan intensamente a sus patas que dichas abejas no se pueden liberar de ella por sí solas en su vuelo hacia la colmena.

En lo que respecta a los oligoelementos, en el propóleos se encuentran casi todos aquellos que son imprescindibles o importantes para el organismo humano: hierro, cobre, manganeso, cromo, cobalto, cinc y estaño, así como níquel, silicio y estroncio.

También hay una gran abundancia de bioflavonoides (sustancias que protegen las plantas), que regulan la permeabilidad y la fragilidad de los capilares, previniendo las enfermedades cardiovasculares. Asimismo pueden ser capaces de aislar los metales pesados tóxicos presentes en el organismo; además ayudan a eliminar buena parte del alquitrán que acumulan los fumadores empedernidos.

A los numerosos flavonoides (pigmentos colorantes de las plantas) que contiene el propóleos se les atribuyen numerosas propiedades curativas. Alivian dolores, aceleran la curación de heridas, aglutinan las toxinas corporales y regulan la glándula tímica, la cual realiza importantes funciones en el sistema inmunológico.

Sustancias defensivas de las abejas

Los antibióticos naturales son el elemento más valioso del propóleos, ya que gracias a ellos la colonia de abejas se puede proteger de forma efectiva de todo tipo de bacterias y enfermedades.

Progresivamente la comunidad científica descubre nuevas sustancias antibióticas en el propóleos de las abejas y se muestra asombrada al constatar su enorme capacidad para contrarrestar o incluso eliminar de un plumazo la actividad de bacterias, virus y hongos portadores de diversas enfermedades.

Una cruzada médica a través de la investigación del propóleos

Según consta en diversos escritos, en la Antigüedad ya se utilizaba el propóleos como remedio para inhibir y erradicar agentes patógenos, especialmente en el tratamiento de heridas.

Hasta hace pocos años, Bulgaria, Rumania y Hungría eran los países que lideraban la investigación de las diversas aplicaciones médicas del propóleos. A pesar del embargo económico impuesto por Estados Unidos, Cuba también ha realizado grandes avances en este ámbito y cabe destacar que algunas universidades de este país han logrado incluso desarrollar productos derivados del propóleos que pueden suministrarse para sustituir los antibióticos.

Para el cuidado bucal y de los dientes, puede adquirirse en las tiendas naturistas dentífrico, colutorio y un gel para cepillar las encías a base de propóleos. Éste se comercializa en el mercado con el nombre de «Bakanasan».

Tras ser autorizado su consumo como producto alimenticio, en Francia se comercializa una combinación a base de propóleos, veneno de abeja y polen que ya está siendo recomendada por la elite científica del país galo como profilaxis en casos de sida. Además, la prevención del sida empleando propóleos ocupa un lugar destacado en la campaña de información que realiza el Gobierno francés.

Efectivo contra bacterias, virus y hongos

Las propiedades del propóleos demostradas científicamente son las que enumeramos a continuación: el propóleos actúa globalmente y de manera muy eficaz para evitar y eliminar numerosas cepas bacterianas, sobre todo en el caso de diferentes estafilococos, estreptococos y salmonelas, así como de los bacilos *Proteus vulgaris* y *Escherichia coli*. Además, el propóleos es manifiestamente virucida, es decir, que erradica virus de los tipos y procedencias más diversos.

La Universidad de París, entre otras, ya ha comprobado las propiedades fungicidas del propóleos. Algunos hongos portadores de infecciones, como las micosis, pueden ser combatidos de manera efectiva mediante el propóleos.

Especialmente en la odontología asiática, aunque también en la antigua RDA y en Rusia, se demostró que el propóleos posee unas elevadas propiedades anestésicas (analgésicas) que no sólo permiten reemplazar los calmantes tradicionales, sino que también posibilitan un proceso de recuperación y curación mucho más rápido tras haber realizado extracciones de piezas dentales u otras intervenciones de esta índole.

En los últimos dos años, el propóleos ha ido cobrando importancia en la estomatología, una ciencia que estudia las enfermedades de la cavidad bucal. Las irritaciones gingivales, de la mucosa bucal y de la lengua, así como las aftas, se trataron con resultados satisfactorios mediante concentrados de propóleos. En el abanico de aplicaciones del propóleos cabe incluir también las infecciones y los dolores dentales, como la caries y la parodontosis.

En otro orden de cosas, también se comprobó que la ingestión regular de propóleos armoniza el funcionamiento de los órganos del aparato digestivo y previene las trombosis. Las personas que consumen regularmente este producto apícola casi nuncan tienen ningún tipo de molestia digestiva.

Beneficioso para la piel

Hasta la fecha el empleo de propóleos también se ha demostrado y confirmado científicamente para curar los siguientes problemas y enfermedades cutáneas: abscesos, furúnculos, supuraciones, quemaduras (también quemaduras solares graves), contusiones, cortes, suturas, sabañones, cicatrizaciones lentas y costosas, callosidades, ojos de pollo, y verrugas. En el caso de la psoriasis y la neurodermitis, el própoleos, en la mayoría de las ocasiones, ha logrado al menos reducir las molestias.

El propóleos es un producto muy apropiado para eliminar las impurezas de la piel o el acné que se produce por las alteraciones hormonales de la pubertad. Además de contribuir a curar los granos, puede evitar las cicatrices.

Las principales propiedades curativas del propóleos

- El propóleos neutraliza la actividad de los gérmenes causantes de las enfermedades e incluso los elimina.
- El propóleos fortalece el sistema inmunológico y estimula las defensas endógenas del organismo.
- El propóleos ejerce un efecto vigorizante sobre el organismo.
- El propóleos combate los dolores.
- El propóleos refuerza el sistema nervioso.
- El propóleos desintoxica el organismo.

Logros en la curación de enfermedades graves

En diversas clínicas especializadas en apiterapia, la combinación de la jalea real con el propóleos, el polen y las pepitas de calabaza ha permitido conseguir algunos éxitos en el tratamiento de enfermedades cardiovasculares y coronarias, a excepción de aquellos pacientes que además eran diabéticos. El propóleos fue capaz de sanar diversas enfermedades de la región cervical, nasal y auricular. Cabe destacar también que el propóleos logró resultados espectaculares en el tratamiento de afecciones pulmonares y bronquiales.

El propóleos natural no tiene efectos secundarios

Durante mucho tiempo, la medicina facultativa no encontró ninguna alternativa para los antibióticos sintéticos que pudieran utilizarse en pacientes con reacciones alérgicas a los mismos. Además, los antibióticos tienen el inconveniente de que dejan de ser efectivos cuando los bacilos de la enfermedad se han vuelto resistentes y cuando el organismo, por así decirlo, ya se ha habituado a ingerirlos.

Para los niños, a quienes no les gusta tomar pastillas, el propóleos se puede comprar también en polvo. Éste se puede disolver con zumo de fruta o en una tisana azucarada, y así les resultará agradable también a los pequeños.

Estas desventajas no se manifiestan en el caso del propóleos obtenido correctamente. En este punto conviene hacer hincapié en el hecho de que los extractos o ungüentos de propóleos impuros o que no han sido preparados por manos expertas no poseerán, obviamente, los efectos aquí expuestos. Las soluciones preparadas, cremas o pastillas listas para el consumo que se proporcionan sin receta en la farmacia o en las tiendas de dietética, contienen las cantidades estándar de agentes activos.

La profilaxis con propóleos

Cualquier persona sana debería tomar propóleos, ya sea sólido o líquido, de forma continua como complemento alimenticio para fortalecer el sistema inmunológico del cuerpo o para recuperar la capacidad de resistencia perdida. No obstante, al primer síntoma de una enfermedad grave, lo más conveniente es acudir a la consulta de un especialista.

El propóleos natural se comercializa como un extracto disuelto en alcohol, granulado o pulverizado en pastilla o cápsula, o también mezclado con otros componentes, como ocurre con los cosméticos. Especialmente recomendable resulta el extracto natural de propóleos que contiene un 50% como cantidad mínima de este producto. Aunque por lo general el propóleos es saludable, cabe advertir, sin embargo, de que el porcentaje de polen que contiene puede provocar algunos problemas a las personas alérgicas.

Como medida preventiva de enfermedades, se recomienda tomar diariamente el siguiente preparado líquido de propóleos: mezclar 20 ml de zumo de agave con 10 ml de zumo de aloe vera, 20 ml de zumo de germen de trigo y 5 ml de extracto de propóleos.

Rasgos generales de la apiterapia

La medicina naturista del Caribe, donde los productos apícolas son un componente destacado, no conoce ninguna enfermedad en el sentido occidental del término, sino como alteraciones de la salud que se manifiestan en síntomas determinados. En esta concepción, las afecciones corporales siempre se contemplan como la expresión de una falta de armonía del espíritu. Para devolver o preservar la salud de toda persona, es preciso que reine la armonía tanto en el plano físico como en el espiritual.

En la teoría anterior resulta evidente el paralelismo existente con la medicina del Lejano Oriente, en la que el término «disarmonía» se sustituye por carencia o exceso de energía.

El principio activo de la naturaleza

Esta teoría curativa se fundamenta en un principio de gran importancia, a saber, siempre que se encuentre en equilibrio, la naturaleza presenta una sinergia, una acción combinada entre personas, animales, plantas, condiciones climáticas y otros muchos factores. De la misma manera, la salud es una conjunción de condicionantes diversos. Por ejemplo, una persona con todos sus órganos en perfecto estado no puede considerarse sana si el sistema nervioso sufre cualquier tipo de alteración. Y lo mismo vale para el proceso inverso. A aquel que desee entender verdaderamente la naturaleza, no le queda otro remedio que aceptar que su interior también funciona por una conjunción de factores diversos y, por lo tanto, debe vivir en función de esta evidencia.

La anhelada armonía con la naturaleza y la voluntad de vivir respetando sus leyes son las condiciones primeras de la apiterapia en su cometido de lograr el equilibrio físico y espiritual. Por ello, en el caso de que se produzca cualquier alteración de este equilibrio, es conveniente considerar el contexto global de la dolencia en lugar de centrarse únicamente en los síntomas por separado.

La apiterapia, o sea, la aplicación curativa de los productos de la colmena, se denomina Apis mellifica, el nombre latín de la abeja obrera. En Europa oriental, especialmente, este procedimiento curativo tiene una larga tradición.

Combinaciones beneficiosas y perjudiciales

Esta sinergia, es decir, la conjunción de un gran número de factores, se aplica también en las combinaciones de medicamentos. La medicina facultativa suele alertar sobre las interacciones imprevistas que pueden presentar los distintos medicamentos y, por esta razón, los preparados que combinaban diversas sustancias y que antaño gozaban de aceptación han ido desapareciendo paulatinamente del mercado. Por el contrario, no se presta mucha atención a la manera en que pueden complementarse e intensificarse los diversos efectos de cada una de las sustancias.

La sinergia y los productos apícolas

En la apiterapia, o sea, el tratamiento de enfermedades con productos apícolas, se tiene en cuenta la sinergia de la naturaleza y se saca partido de ello para la elaboración de recetas. Sirva un ejemplo práctico a modo aclaratorio: no importa si una persona ingiere diariamente medio gramo o un gramo de jalea real, ya que su metabolismo basal experimentará siempre un incremento del 24%. No obstante, la combinación de una cantidad aleatoria de jalea real con cinco gotas de extracto de propóleos permite aumentar el metabolismo basal en un 32%. En definitiva, cabe señalar que lo que intensifica el efecto no es la cantidad empleada sino la combinación de las diversas sustancias.

La medicina popular que, desde hace mucho tiempo, ha recurrido a la acción curativa de la miel y de otros productos apícolas pone el acento no tanto en el tratamiento de una enfermedad como en mantener con salud y en sintonía las funciones vitales.

La unión hace la fuerza

Otro ejemplo: añadir regularmente extracto de propóleos al agua de la bañera para prevenir enfermedades víricas de la zona genital siempre es una medida higiénica aconsejable.

No obstante, no se logra una protección más eficaz aumentando la cantidad de propóleos, sino combinándolo con una proporción concreta de extracto de romero. De esta manera, ambas sustancias también reforzarán recíprocamente su efectividad.

Mientras que algunos médicos naturistas recomiendan el propóleo para curar enfermedades cancerígenas, otros abogan por los preparados a base de muérdago. Algunos curanderos de Haití, en cambio, que emplean una combinación rigurosa de extracto de propóleos y de muérdago han alcanzado unos resultados notablemente más satisfactorios que los obtenidos tras suministrar dosis únicas de estas sustancias activas.

Los baños con miel, polen y propóleos pueden aliviar las afecciones internas y externas más diversas. Sirva en este caso otro ejemplo: el temido pie de atleta, que tan fácilmente se contagia en las piscinas públicas, no se manifiesta tomando regularmente baños de propóleos. También se previene la formación de callosidades en la planta del pie y desaparecen los ojos de pollo.

La psoriasis y otras enfermedades dermatológicas pueden tratarse con baños específicos a base de una combinación de productos apícolas, sin necesidad de recurrir a la cortisona. Aquel que esté familiarizado con los inevitables efectos secundarios que acarrea la cortisona en tratamientos de larga duración comprenderá la importancia que tiene este descubrimiento para la salud.

En Alemania, por ejemplo, todas las enfermedades que engloba el término «reuma» cuestan anualmente 30.000 millones de pesetas, a lo cual hay que agregar los costes derivados de las bajas laborales por enfermedad y el coste de los medicamentos. Si bien millones de pacientes con enfermedades reumáticas saben perfectamente que sus dolencias nunca llegarán a desaparecer totalmente, convendría señalar que la medicina naturista del Caribe emplea tratamientos a largo plazo que, al menos, permiten que los pacientes no sientan dolor.

Sustancias naturales en vez de productos químicos

Como resultado de los informes aparecidos en la prensa, así como los anuncios publicitarios, la mayoría de consumidores sabe que las dolencias reumáticas, especialmente las articulatorias, pueden aliviarse con dosis de vitamina E. Por ello, la oferta de preparados que contienen vitamina E es tan extensa en farmacias y herboristerías.

Sea como fuere, muchos consumidores se preguntan de qué manera pueden tener acceso a la vitamina E natural, pues, por su fácil asimilación, es mejor aprovechada por el organismo. La solución es bien simple: además de otras muchas sustancias activas, el polen y la jalea real contienen una cantidad suficiente de vitamina E, siempre que se trate de productos completamente naturales y que no contengan sustancias tóxicas.

Precisamente en el caso de molestias inofensivas o enfermedades crónicas, a menudo pueden servir de ayuda los pro-

ductos naturales derivados de la miel, ya que no poseen efectos secundarios y además pueden ser un buen complemento del tratamiento médico.

Compruebe la calidad

A modo de resumen, puede afirmarse que el principio activo de la sinergia de las fuerzas naturales tiene vigencia absoluta en la apiterapia. Esto tiene una consecuencia importante en lo que se refiere a la aplicación de los remedios que aparecen en esta guía: las sustancias primarias empleadas sólo pueden ser completamente naturales, ya que, de lo contrario, no se obtendrá el resultado deseado. Desde el punto de vista sinergético, las sustancias impuras tendrían efectos completamente distintos y la dosificación tampoco correspondería con las de este libro. Tal circunstancia debe tenerse en cuenta rigurosamente ya que, en caso contrario, los remedios no podrían ejercer toda su acción beneficiosa.

Aunque también se pueden encontrar preparados de productos apícolas para aplicaciones curativas en los supermercados y en droguerías, debería adquirir el propóleos, la jalea real y el polen en farmacias o en tiendas naturistas, donde también se puede recibir un asesoramiento adecuado sobre su empleo.

Afortunadamente, cada vez es mayor la preocupación por llevar una vida saludable y por el consumo de medicamentos suaves para el organismo, lo cual ha favorecido el aumento de la oferta de productos naturales no adulterados. Por esta razón, seguramente en su barrio ya habrá tiendas especializadas en productos dietéticos y naturistas que cuentan con una oferta extensa y variada y en las que podrá adquirir los productos apícolas, así como los extractos de plantas y las hierbas citadas en las páginas anteriores. Considere también hacer una visita a un apicultor que viva en el campo, donde quizá le resulte posible adquirir miel natural recién recogida del panal, así como otras especialidades apícolas.

Cómo curar las enfermedades con productos apícolas

Una vez expuesta la teoría sobre esta fuente de salud procedente de la colmena, llega el momento de abordar la parte práctica en la que se incluyen muchos métodos de tratamiento de las más diversas enfermedades y alteraciones del bienestar personal. Cabe señalar, no obstante, que todos los remedios presentados han sido sometidos a rigurosos análisis que han probado su eficacia.

Para elaborar una tisana fría, se cubren con agua fría las partes secas de la planta desmenuzadas, se tapan, se dejan reposar toda la noche y luego se cuelan. Este método se emplea para evitar que desaparezcan demasiados curtientes, para modificar las sustancias mucosas o para pretender destruir otros agentes activos.

Con todo, aquellas personas que sufran enfermedades complejas y de cierta gravedad deberían contar también con el diagnóstico de un médico especializado en medicina naturista antes de iniciar su apiterapia particular.

Abscesos

Síntomas: aparición de abscesos de tamaño reducido en los tejidos que suelen manifestarse en forma de eritemas rojizos y endurecidos. En su parte central se encuentra un punto blando, debajo del cual se localiza el foco purulento. Los abscesos que se manifiestan de la manera anteriormente descrita son superficiales y no entrañan mucho peligro. En cambio, los abscesos internos son más difíciles de detectar y deben ser tratados por un médico.

Causas principales: infecciones originadas por pequeñas heridas y rasguños, irritaciones de la piel como reacción defensiva del organismo para aniquilar agentes patógenos que hayan penetrado en la piel. Los abscesos localizados en la región ilíaca, lumbar y costal también pueden ser síntomas de infecciones tuberculosas.

La acción antiinflamatoria de la miel, en el caso de los abscesos, puede ser aún mayor incorporando un poco de tintura de manzanilla. Esta valiosa hierba medicinal puede actuar como un inofensivo veneno contra las bacterias.

Tratamiento con productos apícolas

- Amase 1 puñado de raíces de bardana recién trituradas con 1 taza de miel hasta formar una papilla. Añada de 10 a 20 gotas de propóleos y 2 ml de extracto de células frescas de aloe vera. La papilla debe aplicarse encima del absceso y renovarse cada 2 o 3 horas.

- Este tratamiento puede optimizarse tomando tres veces al día 50 ml de vino de polen Seedovin. Durante una semana como mínimo, también deberá tomarse una tisana purificadora de la sangre.

- Ese tratamiento puede complementarse ingiriendo 1 g diario de jalea real a lo largo de un mes.

- Los abscesos son manifestaciones tenaces de enfermedades que deben ser tratados durante mucho tiempo si se desea erradicarlos para siempre. Los apósitos fríos también son beneficiosos. Todo absceso que no sea tratado de forma rigurosa puede prolongarse indefinidamente e incluso puede acarrear septicemias graves.

Acné

Síntomas: la piel está cubierta de impurezas. Los granos de acné suelen aparecer en la cara, en el pecho y en la espalda. Una vez tratados y eliminados, suelen dejar cicatrices.

Causas principales: influencias de tipo hormonal, mal funcionamiento de los órganos del aparato digestivo, reacción defensiva del organismo frente a toxinas del ambiente. Por lo general, el acné está estrechamente relacionado con la pubertad, ya que precisamente en esta etapa del desarrollo el caudal hormonal experimenta profundas modificaciones.

Nuestras abuelas ya utilizaban el suero de leche como cosmético para la piel. Después de que se considerara durante mucho tiempo como producto de desecho en la elaboración del queso, actualmente vuelve a emplearse como bebida refrescante de acción curativa, en combinación con zumos de frutas.

Tratamiento con productos apícolas

- Beba tres veces al día 1 vaso de suero de leche fresco con 5 gotas de propóleos y 2 ml de extracto de células frescas de aloe vera. Este tratamiento puede optimizarse tomando tres veces al día 50 ml de vino de polen Seedovin. También se recomienda comer grandes cantidades de requesón y otros productos lácteos.

- Tome cada dos días un baño de cuerpo entero al que se le habrá añadido una infusión preparada con paja de avena y corteza de encina.

- No ingiera chocolate ni otras golosinas.

- También debe renunciarse a todos los jabones, geles de ducha u otros productos de higiene corporal perfumados.

- El azufre en polvo mezclado con cera de abeja y aplicado encima de los puntos afectados por el acné alivia la sensación de picor y escozor. Este remedio ya se utilizaba en la antigua Roma.

- Dado que el acné, en la mayoría de los casos, va asociado a una carencia de vitamina A y B, se recomienda tomar diariamente 1 cucharadita de polen. Además, en la dieta deberá disminuirse la cantidad de carne y grasas.

Adelgazamiento

Síntomas: pérdida de peso repentina y continua, inapetencia crónica.

Causas principales: estados febriles de toda índole, enfermedades infecciosas, disfunción de la glándula tiroides, trastornos psíquicos.

Tratamiento con productos apícolas

- Atención: una pérdida súbita de peso puede ser indicio de una enfermedad de tipo cancerígeno. En ese caso, se debe someter obligatoriamente a un reconocimiento médico.

- Como reconstituyente general, disuelva 4 cucharaditas de semillas de fenogreco en 1 litro de agua fría y déjelo reposar durante 7 horas. A continuación, añada 2 cucharadas de miel, 3 gotas de propóleos y 2 ml de extracto de células frescas de aloe vera. Tome 1/2 vaso de este preparado líquido tres veces al día. Como complemento de este tratamiento, también puede beber 50 ml de vino de polen Seedovin tres veces al día y tomar 1 g de jalea real diariamente durante 2 meses.

- Aunque a primera vista pueda parecer muy insólita, existe, no obstante, una cura muy eficaz procedente de la isla caribeña de Curaçao. Consiste en un ayuno de tres días en el transcurso de los cuales se bebe una infusión a base de líquenes con los que se mezclan los productos apícolas citados anteriormente.

- En caso de que el adelgazamiento se produzca como resultado de una enfermedad, el paciente debería estar al aire libre el máximo tiempo posible, sin exponerse directamente a las irradiaciones solares.

- Los tratamientos hidroterapéuticos combinados con tisanas frías según Kneipp han demostrado ser un remedio eficaz.

Adicción a las drogas

Bajo el término drogas se comprenden aquellas sustancias que, tras ser consumidas, modifican o imposibilitan determinadas pautas de comportamiento o funciones del organismo. Entre ellas se encuentran no sólo sustancias estupefacientes como el alcohol, el hachís y la marihuana, el opio y la heroína, además de la cocaína, sino también sustancias tóxicas y medicamentos o sustancias elaboradas artificialmente como el éxtasis, una droga de diseño con efectos alucinógenos. Cabe destacar, no obstante, que el alcohol, uno de los componentes que «desinhiben», representa la droga cotidiana con mayor presencia en la sociedad, e incluso desempeña un papel destacado en los adolescentes a partir de los doce años de edad. A la misma edad, muchos de ellos también empiezan a fumar.

Un drogodependiente o una persona que consume habitualmente drogas es aquella que tiene un ansia incontrolable, ya sea física o psíquica, de consumir una determinada sustancia. Cuando la persona no puede acceder a la misma, manifiesta síntomas de abstinencia física y/o psíquica. Estos síntomas pueden llegar a parecerse a las comunes alteraciones de la realidad en las que el afectado no llega a aceptar que se halla inmerso en un proceso de abstinencia.

Evidentemente, los productos derivados de las abejas no pueden evitar ni curar la drogodependencia. No obstante, su vigorosa acción y su efecto reconstituyente en forma concentrada pueden ser muy beneficiosos para un organismo debilitado por sustancias adictivas.

Síntomas: en función de las drogas que se consuman, éstos pueden variar mucho entre sí. No obstante, valgan aquí algunos ejemplos: tendencia a la indolencia, inapetencia, pérdida de peso, enrojecimiento del rostro, ojos irritados, boca seca, extrañas alteraciones de la conducta (como nerviosismo, irritabilidad, agresividad), desasosiego, desequilibrio, desinterés, apatía, problemas de concentración, debilidad, aislamiento o depresiones.

Causas principales: existen innumerables motivos que pueden conducir a una adicción a las drogas. Los problemas psíquicos son tan importantes como las dificultades de tipo familiar, escolar, laboral o afectivo. Las enfermedades graves, la presión social o simplemente la infravaloración de sus consecuencias pueden conducir a la adicción.

Tratamiento con productos apícolas

- Los productos apícolas son sumamente eficaces en una cura de desintoxicación, ya que el organismo queda muy debilitado por la acción de las drogas. La jalea real, el «revitalizante natural», proporciona grandes cantidades de energía y contribuye a superar dicho proceso.

- El consumo regular de manzanas, condimentar todos los platos con mejorana y, sobre todo, masticar miel de panal, contribuye a que, paulatinamente, el organismo vaya deshabituándose de las drogas.

Adiposis (esteatosis)

Síntomas: superar el peso normal en un porcentaje superior al 20 %; trastornos del ritmo cardíaco y circulatorios; insuficiencia cardíaca; hipertensión sanguínea; inflamaciones venosas; trombosis, etc.; irritaciones cutáneas derivadas de una transpiración excesiva; problemas digestivos graves; trastornos metabólicos con el riesgo de sufrir diabetes mellitus.

Causas principales: abuso de comidas demasiado copiosas; trastornos psíquicos; en menor grado, enfermedades de las glándulas internas; cabe señalar que la adiposis no es una afección congénita.

La exótica papaya, al igual que el plátano, contiene abundantes enzimas muy efectivos contra el sobrepeso, ya que aceleran la pérdida de peso.

Tratamiento con productos apícolas

- El paciente debe realizar una dieta estricta y hacer suficiente ejercicio con regularidad.
- Aunque la jalea real sea un alimento muy energético, conviene advertir que proporciona una gran ayuda en el tratamiento de la adiposis.

≋ Prepare una infusión a base de 200 g de hojas de alcachofa, 40 g de maíz, 10 g de hojas de ciruelo y 40 g de ramas de endrino, disueltos en 1 l de agua. Beba 2 tazas diarias durante 6 semanas. Este tratamiento se puede optimizar bebiendo 50 ml de vino de polen Seedovin tres veces al día.

≋ Mediante el siguiente tratamiento se puede llegar a perder 6 kg semanales:b eba tres veces al día un preparado a base de extracto de células frescas de aloe aera, papaya, plátano y extracto de mango. Para cenar, tome espinacas de mar, un tipo de algas de aspecto muy parecido al de la espinaca, aliñadas con una salsa. Este ingrediente se puede comprar en las tiendas especializadas en productos asiáticos.

Afecciones hepáticas

Síntomas: malestar, inapetencia, rechazo a las comidas que contienen demasiadas grasas, sensación de opresión en el epigastrio (que puede incluso ocasionar una hinchazón de estómago), fatiga intensa, ojos y piel amarillentos (ictericia), alteración del color de las heces y la orina.

Causas principales: disfunción del hígado, infección vírica, consumo excesivo de alcohol, dieta alimenticia desequilibrada, intoxicaciones.

Tratamiento con productos apícolas

- La ingestión diaria de un preparado a base de 200 ml de suero de leche (de venta en tiendas especializadas en productos dietéticos y naturistas) y zumo de aloe vera, endulzado con miel, es un remedio eficaz para la desintoxicación del hígado.

- La ingestión matutina diaria de una yema de huevo mezclada con una cucharada de miel combate la adiposis hepática.

- Realice durante un mínimo de ocho semanas un tratamiento a base de 2 l de agua, a los que se añade una tisana preparada con 5 g de cardo mariano, cuajaleche amarillo, anémona, salvia, centaura menor y algas, que se pueden adquirir en la farmacia. Una vez enfriada, se agregan 2 cucharadas de miel por taza y se toma a lo largo del día.

- En el caso de sufrir trastornos hepáticos leves, se recomienda tomar una tisana preparada con 1 cucharadita de eupatorio y otra de raíz de genciana disuelta en 1 l de agua y endulzada con miel.

Afecciones propias de la mujer

El mero hecho de que la medicina dedique un apartado específico al tratamiento de las afecciones propias de la mujer indica la enorme diversidad de causas y manifestaciones existentes.

Por ello, ha sido imposible abordar en esta guía la totalidad de afecciones ya que, en ese caso, debería escribirse una obra dedicada exclusivamente a tal efecto. Cabe destacar, no obstante, que en este ámbito los productos apícolas también resultan sumamente beneficiosos.

Tratamiento con productos apícolas

- La menstruación debilita a las mujeres y, por ello, la ingestión regular de jalea real, polen y propóleos es muy recomendable, ya que fomentan la resistencia del organismo y compensan las hemorragias menstruales.

- Los baños de arcilla y los baños sulfurosos, enriquecidos con miel, han demostrado ser especialmente beneficiosos para tratar todo tipo de afecciones femeninas. Adquiera en un establecimiento naturista una mezcla ya preparada para el baño y añádale 4 o 5 cucharadas de miel. Este remedio puede aplicarse en casos agudos, así como medida preventiva frente a futuros trastornos.

≋ Si bien científicamente aún no ha sido comprobado, la práctica ha demostrado la eficacia de las curas de polen en un clima costero.

Afecciones renales

Síntomas: notable disminución de la orina; trastornos digestivos e intestinales acompañados de náuseas; cólico renal con dolores agudos; escalofríos; malestar y náuseas.

Causas principales: cálculos renales y vesicales; inflamación de la pelvis renal; trastornos metabólicos y diabetes mellitus; enfermedades intestinales; dieta rica en sal y carne; ingestión insuficiente de líquido; abuso de los analgésicos; trastornos circulatorios.

En las variedades oscuras de miel se ha detectado una sustancia activa, conocida como arbutina, que actúa sobre los riñones y posee un efecto desintoxicante. Gracias a su acción diurética, la miel favorece la depuración de los riñones y la vejiga urinaria.

Tratamiento con productos apícolas

- Para depurar el riñón se recomienda realizar una cura de al menos ocho semanas, a base de tisanas preparadas, respectivamente, en 2 l de agua con 10 g de diente de león, cola de gato, vaso de oro, espérgula, ajo y ortiga blanca. Se endulza con abundante miel.

- La ingestión regular de jalea real ayuda a prevenir la aparición de cálculos renales.

Alergias

Síntomas: la variedad de agentes alérgicos es tan extensa como el espectro de manifestaciones alérgicas que pueden producirse en una persona que reacciona de forma hipersensible a una determinada sustancia. Sirvan algunos ejemplos: tos alérgica y problemas respiratorios, mucosidad fluida y ojos llorosos, erupciones cutáneas y sarpullidos, malestar general que, eventualmente, puede traducirse en diarreas y vómitos, así como en dolores de cabeza, enfermedades estomacales e intestinales.

Causas principales: las sustancias que desencadenan hiperestesias, los llamados alérgenos, provocan que el sistema inmunológico cree anticuerpos cuando éste se ve atacado; así es como se produce una reacción alérgica. Cuando vuelven a entrar en contacto, estos anticuerpos reconocen el alérgeno y lo combaten: la consecuencia es una enfermedad alérgica. Los desencadenantes de alergias más frecuentes son el polen de las plantas, la luz solar, los pelos de animales, los productos alimenticios, los ácaros, el moho y los medicamentos.

El éxito de casi todas las terapias de desensibilización depende de la perseverancia del paciente. Por norma general, el alérgeno desencadenante debe prevenirse y aplicarse durante varios años, antes de que se produzca una mejoría. Sin embargo, la mayoría de las personas interrumpen el tratamiento al menor alivio.

Tratamiento con productos apícolas

≋ El tratamiento de cualquier alergia es un tema muy delicado. Antes de que pueda aplicarse un tratamiento, es conveniente dilucidar qué sustancia ha desencadenado la reacción y, a decir verdad, esta tarea, en la mayoría de los casos, resulta desgraciadamente un proceso muy lento e incluso imposible. Por ejemplo, un catarro agudo sugiere que la causa se deba a alguno de los innumerables tipos de polen existentes. Con todo, los productos apícolas también pueden atenuar las temibles afecciones catarrales.

- Vierta unas cuantas gotas de propóleos encima de un trozo de miel sólida de panal y mastíquelo todo bien.

- Como medida de desensibilización, se puede ingerir diariamente 1 cucharadita del polen que ha desencadenado la alergia. Pero esto implica un inconveniente: es una mera medida preventiva que sólo puede aplicarse antes de que empiecen a volar los primeros granos de polen y, además, la persona aquejada debe saber exactamente qué sustancia le hace reaccionar alérgicamente. Una vez transcurridas las primeras 24 o 36 horas, se produce una sensación de catarro tenue que puede ser aliviada masticando cera comestible. El resultado final proporciona la inmunidad para la temporada de polen siguiente.

- La ingestión a lo largo de varios meses de jalea real y pastillas de calcio constituye un remedio general que fortalece el organismo frente a las alergias. Este tratamiento puede optimizarse tomando tres veces al día 50 ml de vino de polen Seedovin, en el que previamente se hayan disuelto 6 gotas de extracto de pepitas de pomelo.

- Por lo general, en caso de sufrir cualquier tipo de alergia se deberán reducir drásticamente los alimentos de origen animal e ingerir abundante fruta y verdura. Quedan excluidas, lógicamente, aquellas variedades que estén consideradas como posibles desencadenantes alérgicos.

Alopecia

Síntomas: pérdida del pelo de la cabeza o de la barba; menos frecuente resulta la pérdida del pelo en las cejas, las axilas y el pubis; en casos extremos, se produce la pérdida de todo el vello corporal.

En el marcado también hay un champú de jalea real que está comercializado por la firma Herbal. Éste puede adquirirse en las tiendas naturistas y se recomienda cuando el cabello parece desvitalizado y se cae.

Causas principales: todavía no ha sido posible averiguar la causa profunda de esta afección. No obstante, sí se conocen algunos factores como haber sufrido enfermedades infecciosas graves, afecciones crónicas como la tuberculosis o la enfermedad de Basedow, intoxicaciones causadas, por ejemplo, por arsénico, mercurio, talio; quimioterapias y radioterapias para combatir el cáncer; predisposición hereditaria. Entre otras causas se presuponen los trastornos nerviosos, alteraciones hormonales, carencia aguda de cinc, reacciones autoinmunológicas y alergias (especialmente en el caso de la *Alopecia totalis*, es decir, la calvicie).

Tratamiento con productos apícolas

- La ciencia todavía no ha encontrado una explicación global con respecto a la alopecia y, por ello, tampoco cabe esperar que los productos apícolas tengan un efecto milagroso. Por lo general, la ingestión regular de jalea real, polen y raíz de ginseng con miel ejerce un efecto revitalizante, que equilibra los estados carenciales y refuerza el sistema inmunológico.

- Se puede preparar fácilmente un aceite capilar a base de 10 g de aceite de germen de trigo, 2 g de ácoro, 5 g de capuchina, 12 g de bardana, 10 ml de extracto de células frescas de aloe vera y 5 gotas de propóleos, que estimula la irrigación en el cuero cabelludo y fomenta el crecimiento del cabello.

Anemia

Síntomas: palidez acentuada de la piel (especialmente de las mucosas), mareos, fatiga, zumbidos en los oídos, palpitaciones.

Causas principales: disminución de la hemoglobina y, por lo general, de los glóbulos rojos; como consecuencia de una dieta equivocada o una enfermedad, la ingestión de hierro es demasiado reducida, de manera que en la médula ósea no se puede formar suficiente hemoglobina; se producen hemorragias de forma repetida como sucede, por ejemplo, en el caso de las hemorroides o de las menstruaciones dolorosas en las mujeres.

Las inyecciones de jalea real que evidentemente sólo puede autorizar el médico parecen retrasar el proceso de envejecimiento. Al parecer estimulan la actividad de las células y mejoran la composición de la sangre mediante el aporte de glamaglobulina y colágeno.

Tratamiento con productos apícolas

≋ Disuelva 10 g de polvo de bellota en 1 l de agua para preparar una tisana fría. Añada en cada taza 2 cucharaditas de miel y 2 ml de extracto de células frescas de aloe vera. Si toma este preparado tres veces al día, en tan sólo una semana apreciará una clara mejoría. Este tratamiento puede optimizarse tomando 50 ml de vino de polen Seedovin tres veces al día.

- Otras tisanas frías adecuadas para tratar la anemia son las que se preparan, respectivamente, con 10 g de hojas de árnica, berro de fuente, verbena y cola de caballo, disueltas en 1 l de agua y endulzadas con 2 cucharaditas de miel.

- La ingestión regular de polen complementa de manera muy eficaz el tratamiento a base de miel y hierbas descrito anteriormente. Desde el punto de vista estadístico, las personas que regularmente toman polen pocas veces padecen anemia. Cabe destacar, por último, que los productos apícolas pueden compensar la carencia de hierro derivada de una dieta desequilibrada.

Anginas

Síntomas: pinchazos y cosquilleo en la garganta, dolores al tragar saliva (el término angina significa «paso estrecho»), enrojecimiento e hinchazón más o menos acentuada de las amígdalas, que incluso pueden cubrirse de pus, produciendo fiebre con escalofríos (temblores), dolores de cabeza, inflamación y sensibilidad a la presión de los ganglios linfáticos del cuello.

Causas principales: enfermedad que suele producirse como consecuencia de una infección vírica de las vías respiratorias superiores, acompañada de un acentuado enfriamiento interno. Los primeros síntomas de las anginas suelen tomarse a la ligera.

A las ortigas, debido a su alto contenido en hierro, se les atribuyen propiedades para formar glóbulos rojos. En las tiendas naturistas se puede adquirir un zumo del que debe tomarse una cucharada con agua y miel diariamente.

Tratamiento con productos apícolas

- En caso de sufrir anginas, el reposo en cama es primordial. Intentar atajar la afección de forma incontrolada y únicamente con antibióticos puede acarrear complicaciones serias.

- Antes de las comidas, prepare una infusión fuerte de tusilago que puede endulzar con abundante miel, tómesela a pequeños sorbos. Tras las comidas, basta con hacer gárgaras con zumo de limón enriquecido con 10 o 15 gotas de propóleos.

≋ Las infusiones de flores de malva, tomillo y genciana amarilla pueden complementar de forma muy efectiva el tratamiento contra las anginas. Aquellos enfermos con la presión sanguínea muy alta no deben tomar el té de genciana amarilla.

≋ Una cucharada de vinagre de manzana endulzada con miel y tomada en ayunas es un remedio excelente. El tratamiento se puede optimizar bebiendo tres veces al día 50 ml de vino de polen Seedovin.

Anorexia

Síntomas: pérdida extrema de peso, inapetencia aguda.

Causas principales: la anorexia como síntoma puede derivarse de enfermedades infecciosas (tuberculosis, tifus); diarrea crónica, hiperfunción de la glándula tiroides, enfermedades cancerígenas, lesiones cefálicas orgánicas; la anorexia como enfermedad puede derivarse de una desnutrición causada por trastornos psíquicos o de dietas que degeneran en un rechazo crónico a la comida.

Tratamiento con productos apícolas

- Por lo general, los anoréxicos deben dormir mucho y cuidarse para que los alimentos ingeridos no se transformen en energía sino en sustancias orgánicas.

- Un remedio para ganar peso consiste en hervir lentamente 250 g de copos de cebada en 1 l de suero de leche fresco. Una vez enfriado, se mezcla 1 cucharadita de polen y 2 cucharadas de miel. La papilla resultante debe tomarse al menos una vez al día.

- La alimentación puede endulzarse con una tostada untada con 1 cucharadita de semillas de fenogreco molidas, enriquecida con abundante miel y mermelada de melocotón.

En caso de anorexias provocadas por causas psíquicas, generalmente no sirven los productos que regulan el apetito ni las buenas palabras. La mayoría de las veces es necesaria una larga psicoterapia para descubrir el problema desencadenante de la anemia.

Arteriosclerosis

Síntomas: degeneración y estenosis del sistema arterial, obstrucción del riego sanguíneo, intensos dolores y sensación de enfriamiento en los miembros afectados, sobre todo en las piernas; úlceras; en caso de una afección de los vasos coronarios, ésta se manifiesta en forma de dolores en el pecho y puede presentarse una angina de pecho, mientras que en los casos más graves puede acarrear un infarto e incluso una muerte por paro cardíaco.

Causas principales: incremento de los lípidos en la sangre, hipertensión sanguínea, abuso del alcohol y de la nicotina, estrés, sobrepeso, diabetes mellitus, inflamación crónica de las paredes de los vasos sanguíneos.

Un remedio preventivo de la medicina popular para combatir la arteriosclerosis es beber regularmente en ayunas una cucharadita de vinagre de manzana y miel disuelta en un poco de agua. En caso de tener el estómago sensible, se puede tomar también después del desayuno.

Tratamiento con productos apícolas

- En el caso de la arteriosclerosis, las ventajas de los productos apícolas únicamente pueden aprovecharse en el campo de la prevención. Cabe indicar que en caso de enfermedad aguda, estos productos sólo pueden aliviar y, en ningún caso, curar los síntomas. Llevar una vida sana con una alimentación equilibrada, con suficiente actividad y renunciando, en la medida de lo posible, al consumo de sustancias nocivas como el alcohol y la nicotina, es el requisito básico para disminuir el riesgo de sufrir enfermedades arterioscleróticas.

- La miel, el polen, la jalea real y el propóleos contienen agentes activos que ejercen un efecto sumamente beneficioso sobre el corazón, la circulación, el riego y los vasos sanguíneos.

- Además de la ingestión diaria de jalea real y polen como medida preventiva, también se recomienda tomar una tisana de hierbas medicinales elaborada, a partes iguales, con hojas de abedul, ruda silvestre, hojas de melisa, bayas de enebro y flores de oxiacanta. Si se desea, puede endulzarse con miel. Adicionalmente, de noche se debería tomar un té de ortiga como depurativo sanguíneo.

- La ingestión diaria de 200 ml de zumo de aloe vera y de germen de trigo también ha demostrado ser beneficiosa. No obstante, su efecto se optimiza tomando diariamente 200 ml de zumo de coco, que puede adquirir en las tiendas especializadas en productos asiáticos.

Asma

Síntomas: respiración sibilante, ruidosa y prolongada; ataques de tos seca, sensación de opresión torácica; en un estadio avanzado, disneas que pueden ocasionar incluso un paro respiratorio; la cara y los labios adquieren un color azulado; sudoración excesiva.

Causas principales: afecciones mecánicas de las vías respiratorias, molestias psíquicas, reacciones alérgicas, inflamación de las mucosas de las vías respiratorias, espasmos en los músculos bronquiales.

Los accesos de asma pueden presentarse como una reacción tardía a un catarro producido por una alergia. De ahí la importancia de tratar estas ligeras formas de alergia y averiguar, mediante una prueba médica, cuál es la sustancia que las desencadena.

Tratamiento con productos apícolas

- Para fortalecer su organismo de la forma más rápida posible, los asmáticos deben tomar jalea real de forma permanente. La cera comestible recogida directamente de la colmena también resulta apropiada. Asimismo, la miel de panal, que se extrae de las celdillas todavía no ocupadas por las larvas, también resulta muy beneficiosa.

- El zumo de saúco y de tusilago, de venta en tiendas especializadas en productos naturistas, combinado con 5 gotas de propóleos por vaso, también es un remedio eficaz. Este tratamiento se puede optimizar tomando tres veces al día 50 ml de vino de polen Seedovin.

- Los enfermos de asma deben llevar una dieta pobre en sal y que conste, en su mayor parte, de fruta y verdura.

- La desaparición de la inflamación crónica de las vías respiratorias es uno de los factores más importantes para combatir esta enfermedad. A tal efecto, las tisanas endulzadas con miel y preparadas con altea, tusilago, pulmonaria, tomillo, verbasco, ortiga y ortiga menor han demostrado ser sumamente eficaces.

Bocio

Síntomas: abultamiento del cuello; sensación de opresión en esa zona; disfagia y afecciones respiratorias; dolores en el corazón.

Causas principales: carencia crónica de yodo; el aporte insuficiente de yodo por parte de las hormonas tiroideas provoca un aumento del tamaño de la tiroides.

Tratamiento con productos apícolas

- El bocio debe ser examinado siempre por un especialista.

- Un tratamiento a base de tisanas de 4 meses de duración resulta muy beneficioso: las bellotas de roble albar secas y recogidas en otoño se trituran hasta convertirlas en polvo. Diariamente se hierven 10 g de polvo de bellota en 1 l de agua y, a continuación, se cuelan. Una vez se ha enfriado, la tisana se endulza con miel abundante. Este tratamiento se puede optimizar tomando tres veces al día 50 ml de vino de polen Seedovin.

El bocio suele aparecer sobre todo en las regiones montañosas alejadas del mar donde no se puede asimilar sufi-

ciente yodo a través del aire del mar ni del consumo de pescado. En estos lugares se debería condimentar las comidas con sal yodada para prevenir esta carencia.

Cálculos biliares

Síntomas: dolores localizados en la parte derecha del epigastrio que, frecuentemente, se extienden a la espalda; incompatibilidad con las grasas; en algunas ocasiones, malestar e inapetencia; más adelante, puede derivar en un cólico hepático y causar grandes dolores.

Causas principales: la ingestión de alimentos excesivamente grasos o condimentados; un elevado consumo de café; trastornos de las funciones digestivas; cristalización de los pigmentos y ácidos biliares hasta formar cálculos en la vesícula biliar. Cuando estos cálculos obstruyen los conductos císticos, se contraen los músculos espasmódicamente y se produce un cólico.

Tratamiento con productos apícolas

≋ Aunque se aplique la apiterapia, los cálculos biliares son una afección de tratamiento y curación lenta y complicada. En casos agudos, no obstante, los productos apícolas proporcionan cierto alivio.

- Tras sufrir un cólico biliar, el paciente debe fortalecerse con jalea real y miel, así como con la ingestión de 50 ml de vino de polen Seedovin tres veces al día.

- Los baños de asiento a base de manzanilla, ciprino y miel son un remedio eficaz contra los dolores intensos.

- Disuelva en 2 l de agua 5 g de énula, alcachofa, bardana, diente de león, milenrama, centaura menor y ajenjo, con 1/2 cucharadita de polen. Tome esta tisana tres veces al día antes de las comidas y experimentará un alivio considerable. Una vez han desaparecido las molestias, se debería seguir tomando esta tisana durante al menos otros catorce días.

- Como medida preventiva puede ingerirse diariamente una mezcla a base de 100 ml de zumo de aloe vera y 100 ml de zumo de germen de trigo, endulzado con miel de lavanda.

Catarro (fiebre del heno)

Véase «Alergias», pág. 103.

Celulitis

Síntomas: el apelmazamiento de la piel en los muslos y las nalgas forma la conocida piel de naranja con rugosidades; no se trata de una enfermedad, sino de un problema estético.

Causas principales: debilidad hereditaria del tejido conjuntivo; hinchazón desmesurada de las células grasas; sobrepeso; falta de movimiento.

Las zonas fláccidas de las nalgas y los muslos pueden ganar firmeza si en la ducha se da un masaje enérgico a base de una mezcla con aguacate triturado, cinco cucharadas de sal y dos de polen.

Tratamiento con productos apícolas

- Las cataplasmas con hojas de hiedra y miel aplicadas en la zona cutánea afectada han demostrado ser un remedio sumamente eficaz. Deben aplicarse durante 20 minutos.
- En las farmacias y las tiendas naturistas se pueden adquirir preparados especiales para el baño y pomadas a base de productos apícolas a fin de combatir la celulitis.

Ciática

Síntomas: dolores intensos o inflamación del nervio ciático; dolor intenso que se extiende desde la región glútea hasta la pierna afectada; molestias intensas al caminar.

Causas principales: compresión de las raíces del nervio ciático; hernias discales; inflamación de la columna vertebral; enfermedades infecciosas (por ejemplo, herpes zóster).

Tratamiento con productos apícolas

- Existe una prueba que permite diagnosticar eficazmente la ciática: ponerse de puntillas y dejarse caer sobre los talones. En el caso de que el paciente sienta dolor en el disco intervertebral, puede afirmarse, en la mayoría de los casos, que sufre un ataque de ciática. Las inflamaciones de las raíces nerviosas así como los dolores intensos de columna por la noche también pueden alertar ante un inminente ataque de ciática.

- Para aliviar un ataque agudo de ciática aplicar sobre la zona afectada unas cataplasmas calientes a base de miel mezclada con hojas troceadas de col y helecho. Estos ingredientes también sirven para preparar baños de asiento sumamente eficaces contra el dolor, a los que se les añaden 10 g de menta y de tomillo, respectivamente.

Un ataque de ciática puede combatirse con buen resultado aplicando una cataplasma de mostaza en polvo diluida en agua tibia. Luego se extiende sobre un paño de lino y se coloca sobre la parte afectada durante un cuarto de hora como máximo. En caso de que se produzca una sensación de intensa quemazón, se debe interrumpir el tratamiento.

Crisis de miedo

Síntomas: transpiración excesiva, temblores, dificultades respiratorias, palpitaciones, alteraciones del sueño, diarrea.

Causas principales: la sensación de miedo es una emoción primordial y propiamente humana que nos alerta ante posibles peligros o nos hace ser precavidos con una razón fundada. Ahora bien, las crisis de miedo se convierten en una enfermedad cuando van acompañadas de ciertas dolencias corporales. Los casos más frecuentes suelen ser problemas cardíacos, asma y algunos accesos de dolor especialmente intensos. Las depresiones, que con demasiada frecuencia son motivo de burla o suelen tomarse a la ligera, también son manifestaciones del miedo.

Se ha comprobado la eficacia de ingerir regularmente tisanas de hipérico durante un largo período de tiempo para combatir el miedo y la angustia que generan las depresiones. No obstante, una psicosis depresiva seria exige un tratamiento médico de los nervios y también psicoterapéutico.

Tratamiento con productos apícolas

- Es muy recomendable tomar una infusión a base de 1 cucharada de hojas de salvia, oxiacanta, flores de melisa y 4 ml de aceite de hipérico, disuelta en 3 l de agua. Poco antes de tomar esta infusión, se le añaden 10 gotas de valeriana y 4 cucharaditas de miel. Es conveniente tomar un máximo de 8 tazas diarias, tomando la última justo antes de acostarse. En el Caribe se proporciona este remedio a las mujeres encintas que nunca han dado a luz para que se sosieguen y se reequilibren.

- Este tratamiento se puede optimizar bebiendo tres veces al día 50 ml de vino de polen Seedovin.

Deformación de la próstata

Síntomas: molestias al mingitar que pueden degenerar en un bloqueo completo; micciones escasas o demasiado abundantes; dolores en la zona de la vejiga.

Causas principales: alteraciones hormonales que tienen lugar en el organismo masculino a partir de los 50 años; una vegetación benigna del tejido de la próstata ejerce presión sobre la uretra.

Un tratamiento a base de polen, propóleos y semillas de calabaza combate muy satisfactoriamente los problemas de próstata. Para ello hay que seguir durante al menos tres meses una cura, por prescripción facultativa, a base de cápsulas que combinen la acción de estas sustancias activas.

Tratamiento con productos apícolas

≋ Los dolores pueden aliviarse tomando cada mañana durante un mínimo de un mes, y en ayunas, 1 cucharada de polen y 1 g de jalea real.

Diabetes mellitus

Se trata de una enfermedad que siempre ha acompañado a la humanidad. La diabetes mellitus hace estragos especialmente en aquellos países que poseen una dieta demasiado copiosa e incompleta y en los que, además, se consumen abundantes sustancias nocivas para la salud.

Síntomas: aumento de la sed y de la cantidad de orina; disminución del rendimiento físico y psíquico; pruritos localizados sobre todo en las regiones genital y anal; la respiración y la orina huelen a fruta. En caso de no ser tratada, la diabetes mellitus puede derivar en afecciones graves como, por ejemplo, la formación de furúnculos, la arteriosclerosis, trastornos de la vista (e incluso ceguera), afecciones renales e intoxicación metabólica.

Causas principales: trastornos del metabolismo energético, sobre todo en el caso de la degradación de la glucosa, debido a un infrafuncionamiento congénito o adquirido del páncreas, lo cual produce una cantidad insuficiente de insulina para reducir el nivel de azúcar en la sangre; incapacidad por parte del organismo para responder al estímulo de la insulina; sobrepeso; falta de movilidad; alimentación errónea; abuso del alcohol y la nicotina.

Tras algunas investigaciones se ha comprobado que la jalea real puede regular el azúcar en la sangre. Aquélla también contiene glucosa pero en cantidades muy pequeñas. La ciencia médica debe aclarar si esta sustancia regia puede servir de ayuda contra la diabetes mellitus.

Tratamiento con productos apícolas

- El diabético, lógicamente, nunca deberá ingerir ni fructosa ni azúcar de remolacha, y deberá limitarse a tomar alimentos ricos en fibra, muchas ensaladas y, sobre todo, hortalizas radiculares.

- Uno de los remedios más eficaces para el tratamiento prolongado de la diabetes mellitus es el consumo diario de 1 taza de zumo de col fermentada enriquecida con 15 gotas de propóleos. Para revitalizar el metabolismo basal del individuo así como su estado físico, se tomará por la mañana 1 g de jalea real. El paciente puede optimizar este tratamiento bebiendo tres veces al día 50 ml de vino de polen Seedovin.

- Las tisanas a base de galega y semillas de fenogreco, enriquecidas con propóleos, son eficaces para el tratamiento de la diabetes mellitus.

- Científicamente se ha demostrado que tomar por las mañanas en ayunas 1 cucharadita de zumo de cebolla con unas cuantas gotas de propóleos puede reducir el nivel de azúcar en la sangre.

- Los santeros del Caribe recurren a la preparación de una tisana fría a base de unos diminutos granos de café aún verdes autóctonos de la República Dominicana, que luego mezclan con 15 gotas de propóleos. Los diabéticos deben tomar este preparado tres veces al día.

Diarrea

Síntomas: retortijones de estómago, rumorosidad intestinal, deposiciones blandas o líquidas, sed acentuada.

Causas principales: infección intestinal; ingestión de comidas en mal estado o de aguas contaminadas; intoxicaciones (como puede ser con alcohol o también con plomo, mercurio, u otros metales); abuso de los medicamentos, reacciones alérgicas.

Tratamiento con productos apícolas

- Tomar a lo largo del día una tisana a base de hojas de ajenjo, anís, comino y salvia (5 g respectivamente disueltos en 1 l de agua), y endulzada con miel, tiene un efecto inmediato. Nunca debe tomarse antes de dormir, ya que causa el efecto contrario cuando el cuerpo entra en reposo, actuando como purgante. Este tratamiento se puede optimizar tomando tres veces al día 50 ml de vino de polen Seedovin.

Difteria

Esta perniciosa enfermedad infecciosa suele presentarse en forma de epidemia en algunas zonas de Asia, África y Latinoamérica. En los últimos años, cada vez más europeos se ven aquejados por esta enfermedad.

Síntomas: decaimiento; fiebre moderada; pústulas y costras de color blanco grisáceo en los orificios nasales, la laringe, la faringe y sobre cualquier herida.

Causas principales: las bacterias son los principales desencadenantes. Tras asociarse con un virus, se forman toxinas que interrumpen la proteólisis en el tejido de la epidermis y en el de las mucosas y que, más adelante, matan las células. Las bacterias desencadenantes se extienden por el organismo destruyendo las paredes vasculares.

El aumento de los casos de difteria en Europa se debe a una cierta apatía con respecto a las vacunas. Algunas madres no vacunan a sus hijos por miedo a los efectos secundarios y porque suponen que ha desaparecido el riesgo de contraer la enfermedad en estas latitudes.

Tratamiento con productos apícolas

- Al menor síntoma de difteria debe acudirse inmediatamente a un médico. La toxina desencadenante de la enfermedad puede dañar el corazón, los vasos sanguíneos, el hígado, los riñones y el sistema nervioso central, y puede ocasionar la muerte súbita o bien parálisis nerviosas graves.

- El té de escaramujo enriquecido con abundante miel y el zumo de zanahoria enriquecido con propóleos son los únicos remedios que pueden utilizarse para complementar el tratamiento médico de la difteria, el cual, no obstante, se puede optimizar bebiendo tres veces al día 50 ml de vino de polen Seedovin.

Distonía vegetativa

Síntomas: trastornos de la tonicidad muscular y vascular, dolores de cabeza, trastornos digestivos, palpitaciones, insomnio, sensación de vértigo, dificultades respiratorias, lumbago, disfunciones sexuales, depresiones.

Causas principales: el exceso de fatiga física; las molestias derivadas del entorno, como el ruido, el estrés o el exceso de presión en el trabajo; problemas psíquicos, el estrés psicológico-social, así como conflictos no solucionados; enfermedades infecciosas e intoxicaciones.

Cuando la tensión anímica producida por las prisas, los problemas y el estrés causan dolencias corporales, es conveniente aprender un método de relajación, como por ejemplo el de Jakobson o el entrenamiento autógeno. No obstante, muchas personas no pueden encontrar por sí solas la serenidad y necesitan ayuda para desconectar.

Tratamiento con productos apícolas

- La ingestión regular de polen y jalea real fortalece los vasos sanguíneos y los mantiene elásticos.

- Prepare una tisana a base de 5 g de enebro, menta, ácoro (cálamo aromático) y tomillo disueltos en 1 l de agua y endulzados con abundante miel. Tómela varias veces al día. Este tratamiento se puede optimizar tomando tres veces diarias 50 ml de vino de polen Seedovin.

Dolor de cabeza

El dolor de cabeza o cefalea es un síntoma que puede tener múltiples significados. La cefalea aparece no sólo por una alteración exclusiva de la zona craneal, sino que también puede ser un indicio de otras enfermedades importantes. A pesar de que la cefalea es sumamente molesta, conviene advertir que no ofrece peligro para el estado de salud global.

Síntomas: dolores persistentes o espamódicos en la zona occipital o en toda la región cefálica.

Causas principales: convulsión de los vasos sanguíneos de la corteza cefálica y del cuero cabelludo; contracturas de la musculatura facial, de la nuca y de las cervicales posteriores; estrés psíquico y/o físico; abuso del consumo de alcohol y nicotina; hipersensibilidad a los cambios atmosféricos; enfermedades infecciosas como la gripe y el catarro; afecciones más graves como, por ejemplo, inflamaciones de la duramadre o tumores en la región cefálica.

Para aliviar las migrañas producidas por la tensión, en ocasiones son de gran ayuda los aceites etéreos de romero. Se aplican en las sienes con alcohol o pomada de romero que se puede adquirir en la farmacia.

Tratamiento con productos apícolas

≋ Como el dolor de cabeza puede deberse a muchos factores, se recomienda someterse a un reconocimiento médico siempre que las molestias empiecen a ser frecuentes. Cabe advertir que la ingestión regular de analgésicos no sólo puede conducir a la dependencia, sino que también suele acabar ejerciendo el efecto contrario. Es decir, en vez de aliviar el dolor, acaban provocándolo o intensificándolo.

≋ Para aliviar el dolor de forma natural, se recomienda tomar una infusión preparada en 1/2 l de agua con 1 cucharada de verónica, 1 de flor y hojas de margarita, 15 g de raíz de angélica y 1 cucharadita de menianto. Posteriormente, se deja enfriar, se cuela y, a continuación, se le añaden 2 cucharaditas de miel y otra de polen. Es recomendable beber un máximo de 4 tazas diarias.

Dolor de garganta

Síntomas: enrojecimiento de la faringe, picores en la garganta, dolores de deglución.

Causas principales: corrientes de aire, enfriamientos, debilitamiento del sistema inmunológico, anginas, síntoma concomitante del catarro y de algunas enfermedades infecciosas como la gripe, la escarlatina, la difteria, etc.

Tratamiento con productos apícolas

- La carencia de defensas inmunológicas puede compensarse tomando jalea real y de zumo de aloe vera.

- Los gargarismos a base de salvia o manzanilla endulzados con abundante miel son un remedio de efecto inmediato. También resulta sumamente beneficioso preparar una mezcla a base de agua, sal marina pura y unas gotas de propóleos.

El remedio casero de la abuela, a saber, la leche caliente con miel, es muy adecuado para combatir el dolor de garganta y la afonía. No obstante la miel debe añadirse cuando la leche esté a una temperatura que no supere los 38 °C para ser realmente efectiva.

Embolia

Síntomas: obstrucción de un vaso sanguíneo por parte de sustancias endógenas o exógenas. Si la embolia se manifiesta en las piernas o los brazos, el miembro empalidece y se enfría causando un dolor agudo, mientras que si afecta al pulmón, se produce una disnea aguda; sensación de pánico y graves dificultades respiratorias.

Causas principales: trastornos del riego sanguíneo, coágulos arteriales, propagación de un trombo localizado en una vena profunda.

En el pasado se solía recurrir al sirope de enebro para hacer curas depurativas primaverales. Éstas regulan el metabolismo, estimulan la actividad del estómago y el intestino y eliminan toxinas. Para ello hay que cocer 100 gramos de bayas en 1/2 litro de agua blanda, luego se cuela y el líquido se lleva a ebullición unos minutos. Después, se incorporan 3 cucharadas de miel a la bebida cuando se haya enfriado.

Tratamiento con productos apícolas

El tratamiento de cualquier embolia debe ser llevado a cabo, única y exclusivamente, por un médico. En este caso, los productos apícolas sólo pueden actuar como medida preventiva. Se ha comprobado que tomar cada tres meses un zumo de ortiga endulzado con miel actúa como profilaxis de esta enfermedad. Conviene también tener en cuenta que resulta beneficioso tomar tres veces al día 50 ml de vino de polen Seedovin.

Enfermedades cancerígenas

Desde el punto de vista científico, no existe una definición exacta para el término «cáncer». A grandes rasgos, bajo este concepto se comprende una infinidad de diagnósticos físicos, alteraciones psíquicas, problemas y agravantes de tipo social y reveses del destino. El cáncer es el término genérico que describe el crecimiento y la proliferación de epitelios que se manifiestan en forma de tumefacciones, tumores o carcinomas. El cáncer se inicia a partir de una información genética defectuosa o errónea en las células que, con el tiempo, se extienden de forma rápida e incontrolada, penetran en el tejido sano y lo destruyen. Éstas se pueden propagar por todo el cuerpo a través de las vías linfáticas o circulatorias formando las llamadas metástasis. Los tumores malignos, a diferencia de los benignos, se caracterizan porque se desarrollan de forma incontrolada, no respetan el organigrama celular del organismo y están dotados de actividad invasora y destructiva de los tejidos circundantes.

Causas principales: si bien la investigación científica de las causas que desencadenan las enfermedades cancerígenas todavía no ha concluido, puede afirmarse que no se trata de una afección contagiosa ni hereditaria. Puede existir, no obstante, una cierta disposición que condicione su transmisión hereditaria. Entre los factores desencadenantes o de riesgo destacan, entre otros, la adicción al tabaco, el consumo excesivo de alcohol, una dieta errónea y poco saludable, una exposición al sol demasiado prolongada, la contaminación medioambiental, las sustancias químicas, la radioactividad, así como determinados virus.

Como todavía no se ha podido encontrar un remedio suficientemente eficaz para combatir las enfermedades cancerígenas, resultan sumamente importantes algunos aspectos como la profilaxis –es decir, evitar los factores de riesgo–, llevar a cabo controles periódicos para detectar a tiempo posibles focos cancerígenos, así como la aplicación de la terapia conveniente a su debido tiempo. El cáncer puede desarrollarse en cualquier punto del organismo y, por ello, mostrar los síntomas más diversos. A continuación, se enumeran los indicios más importantes que pueden alertar sobre el desarrollo de un tumor maligno en el organismo. No obstante, en caso de duda, sométase a un reconocimiento médico.

Cáncer de piel: se caracteriza por nódulos planos, de lento crecimiento y difícil desplazamiento, o bien por llagas cubiertas de costras y de difícil curación que aparecen principalmente en las manos o en el rostro.

Cáncer labial y de lengua: nódulos duros, de lento crecimiento, casi siempre fijos, que, con el paso del tiempo, pueden descomponerse.

Cáncer de garganta y de laringe: afonía, esputos con sangre, disfagia, catarro crónico.

Cáncer de tiroides: endurecimiento y engrosamiento repentino de un bocio ya existente y/o acompañado de disfagia.

Cáncer de bronquios y pulmonar: accesos de tos persistentes, catarro crónico, esputos de sangre o parduscos.

Los factores psíquicos también intervienen, según parece, en el cáncer. Así se ha podido comprobar que las personas que viven con el temor de contraer cáncer y se preocupan mucho al respecto tienen un gran riesgo de enfermar realmente.

Cáncer de esófago: disfagia; se manifiesta especialmente al ingerir alimentos sólidos.

Cáncer de estómago: sensación de pesadez y de presión en el estómago, inapetencia, rechazo a la carne, eructos, vómitos, palidez creciente, adelgazamiento acelerado.

En el tratamiento posterior de un cáncer el polen y también la miel resultan de gran ayuda para combatir con rapidez los efectos de la radioterapia, así como para estabilizar y devolver la vitalidad al organismo.

Cáncer intestinal: calambres intestinales, alternancia de estreñimiento y diarreas, deposiciones sangrientas.

Cáncer rectal: deposiciones escasas y dificultosas, secreción de mucosas malolientes, deposiciones sangrientas.

Cáncer de riñón y de vejiga: micciones sangrientas, aunque, rara vez, dolorosas.

Cáncer de mama: pequeños nódulos, en un principio indoloros, endurecimientos en la mama; encogimiento del pezón y de la mama; puntos de supuración.

Cáncer de útero: hemorragias irregulares, especialmente durante y después de la menstruación; hemorragias tras realizar el acto sexual; flujo pardusco o rosáceo.

Cáncer de próstata: molestias al mingitar; micciones repetidas, aunque escasas.

Síntomas generales: sensación de fatiga intensa, progresiva pérdida de peso, empalidecimiento creciente, sudores nocturnos.

Tratamiento con productos apícolas

- Si bien los productos apícolas, por desgracia, no pueden curar las enfermedades cancerígenas, cabe señalar que las investigaciones científicas han demostrado que la ingestión regular de jalea real, al menos, dificulta y ayuda a prevenir la aparición del cáncer.

La combinación de extracto de células frescas de aloe vera y jalea real ha dado los primeros resultados terapéuticos satisfactorios. Para más información, consulte a un médico naturista.

Enfermedades reumáticas

El reumatismo es un término genérico anticuado que se utiliza para referirse a todas las enfermedades crónicas articulatorias y de columna, independientemente de su origen. Engloba unos 400 agentes patógenos muy diversos que, obviamente, no pueden ser descritos en esta guía. Entre ellos, por ejemplo, se encuentran la artritis (la inflamación aguda o crónica de las articulaciones), la poliartritis (que afecta a varias articulaciones), la gota (o *Arthritis urica*) y la artrosis (alteración degenerativa articular).

En caso de enfermedades reumáticas crónicas, a veces el médico recurre a otro producto apícola al que por sí sólo no se le atribuyen propiedades curativas. Se trata de inyecciones de veneno de abeja que estimulan la secreción de la cortisona endógena, que ayuda a combatir la enfermedad. Este tratamiento sólo puede ser administrado por un médico experimentado.

La medicina no puede curar por completo las enfermedades reumáticas y debe limitarse a aliviar los dolores que éstas causan. En el caso de las enfermedades crónicas, los remedios preparados a partir de los productos apícolas no sólo mitigan los efectos secundarios de las sustancias químicas de los medicamentos, sino que también resultan un complemento excelente de los mismos.

Tratamiento con productos apícolas

- La comunidad masai, autóctona de las costas de Kenia y Tanzania, ha practicado durante muchos siglos uno de los tratamientos naturistas más eficaces contra las enfermedades reumáticas. El comercio de esclavos lo llevó hasta el Caribe, donde se arraigó en la medicina naturista local. Los ingredientes que se describen a continuación son una adaptación europea de aquellos empleados originariamente por la comunidad masai y los curanderos del Caribe.

- **Mañana**: tome un preparado a base de 70 ml de zumo de agave, 50 ml de zumo de aloe vera, 70 ml de zumo de germen de trigo, 10 ml de extracto de propóleos y 1/8 de l de infusión de rapónchigo. Se deja enfriar, se le añaden 15 gotas de concentrado de propóleos al 50% y se endulza, al gusto, con miel de pino. Además, se puede tomar una cucharadita de miel aromática «R» y 32 ml de extracto de células frescas de aloe vera.

- **Mediodía**: se vuelve a tomar el preparado de la mañana, añadiéndole 2 cucharadas de la siguiente receta: se mezclan 500 g de polen multifloral molido y 500 g de pepitas de calabaza molidas con unas cucharadas de zumo de zanahoria recién exprimido. A continuación, se baten en un robot de cocina hasta obtener una masa que luego se cuela y se deposita en una bandeja metálica. Esta masa se deja secar lentamente en el horno a una temperatura máxima de 32 ºC. A continuación, se vierte en unos vasos herméticos y se conservan en la nevera protegidos de la luz. Tras el almuerzo se vuelven a tomar 2 ml de extracto de células frescas de aloe vera y 1 cucharadita de miel aromática «R».

- **Noche**: repita el tratamiento del mediodía y, además, macere unas hojas de col durante 15 minutos en una solución preparada con 1 l de agua caliente y 30 gotas de extracto de propóleos. A continuación, unte las hojas de col ya maceradas con una fina capa de miel de pino y aplíquela sobre las articulaciones doloridas que, previamente, fueron pinceladas con aceite de hipérico.

A grandes rasgos, las enfermedades reumáticas pueden dividirse en dos grupos: el reumatismo muscular y el de las vísceras, que está muy extendido y va acompañado de espasmos dolorosos y persis-

tentes e inflamaciones; y el reumatismo articulatorio, que ataca a una o varias articulaciones y también puede desencadenar problemas cardíacos o renales.

Cómo estimular de nuevo la actividad del metabolismo

Las enfermedades reumáticas no son más que alteraciones del metabolismo y, por esta razón, es imprescindible que, a partir de entonces, el paciente siga unas determinadas pautas alimenticias si quiere conseguir una mejoría:

- Ingiera alimentos naturales y tan frescos como sea posible, evitando en lo posible los productos elaborados mediante un proceso industrial y que únicamente aportan calorías al organismo.
- Evite todo tipo de sobrealimentación. Dé por terminadas las comidas cuando empiece a sentirse satisfecho.
- Evite todo tipo de productos artificiales que contengan azúcar, fécula y harina, ya que eliminan las vitaminas del organismo.
- No ingiera ningún tipo de productos cárnicos ni embutidos procedentes de animales criados en granjas industriales.

- Consuma aceites vegetales prensados en frío y de la máxima calidad.

- Los vegetales frescos, la levadura integral, el polen, los productos lácteos desnatados (como el requesón desnatado y los yogures biodesnatados), la leche cuajada o el kéfir deben convertirse en su base dietética. Compruebe que sean productos de cultivo biológico garantizado.

- Es imprescindible sustituir la sal gruesa por sal marina y reducir al máximo el consumo de cloruro sódico.

- Haga un régimen de alimentos crudos una o dos veces por semana.

- Intente que los alimentos que prepare conserven todas las sustancias nutritivas.

- Casi todos los pacientes aquejados de enfermedades reumáticas toman muy poco líquido. Por esta razón, intente tomar un mínimo de 2,5 l diarios.

- Además del tratamiento de 8 semanas de duración, resulta imprescindible tomar tres veces al día 15 gotas de extracto de propóleos al 50%.

- Condimente todos los platos posibles con zumo de ajo recién exprimido.

- Tome diariamente 1/2 g de jalea real.

Envejecimiento

Síntomas: lapsos de pérdida de memoria, alta fragilidad física en general.

Causas principales: el envejecimiento implica un deterioro lógico de los órganos y de todo el organismo. Realizar una terapia de recuperación específica no sólo sirve para fortalecer determinadas zonas del organismo sino que también evita su debilitamiento y deterioro. En el caso de la musculatura, por ejemplo, ésta se puede reforzar mediante el movimiento, mientras que el corazón, por medio de ejercicios circulatorios específicos. Las afecciones derivadas del envejecimiento parecen tener su origen en un debilitamiento cada vez mayor del metabolismo, es decir, en una progresiva disminución de los procesos químicos que transforman las sustancias nutritivas en el organismo. Tampoco conviene olvidar que las facultades mentales empeoran si no se ejercitan convenientemente, de modo que es aconsejable mantenerse mentalmente activo.

Sorprendentemente, una investigación realizada en Rusia sobre las personas longevas ha arrojado que muchas de ellas eran apicultoras. No obstante, no se sabe con certeza si únicamente el consumo de estos productos extraídos de las propias colmenas propicia una

Un baño contra los dolores reumáticos

El siguiente remedio procede de los indios de la isla caribeña de Tobago:

- Se cuecen en una olla grande durante 1/2 hora 250 g de paja recién cortada. A continuación, se añaden 200 g de enebrinas y 50 gotas de extracto de cola de caballo.

- Esta mezcla se deja cocer a fuego lento durante 1 hora y, a continuación, se vierte en el agua de la bañera con 20 gotas de extracto de propóleo y otras 40 de extracto de castañas silvestres.

- La temperatura del agua del baño debe ser de 38 ºC. El paciente debe permanecer en el agua al menos durante 30 minutos. También puede enriquecerlo con las mezclas ya preparadas que se emplean en los baños de arcilla.

- Este baño puede realizarse regularmente, aunque no más de dos veces por semana.

larga vida o si se debe a la tranquilidad y la serenidad que implica el trato con las abejas.

Tratamiento con productos apícolas

- Por lo general, los productos apícolas activan e incrementan el metabolismo basal del individuo. Se consigue de una forma natural aquello de lo que adolece la persona que envejece y, al menos en parte, se vuelven a activar los procesos químicos del organismo.

- Conviene, no obstante, dejar bien claro que los productos apícolas no rejuvenecen, aunque sí contribuyen a que el individuo gane fortaleza, vitalidad, productividad y, por consiguiente, felicidad.

- Tras cumplir los 55 años, toda persona debería tomar diariamente jalea real y miel, así como 1 cucharadita de polen una vez por semana. Si se desea optimizar el tratamiento, resulta muy beneficioso beber 50 ml de vino de polen Seedovin tres veces al día.

- Ingerir en ayunas de 2 a 5 gotas de propóleos una vez por semana previene todo tipo de infecciones.

- Llevar una vida saludable y equilibrada es un requisito indispensable para que las medidas anteriores aporten resultados satisfactorios.

Estados de fatiga

Síntomas: necesidad permanente de dormir aunque se haya descansado suficientemente de noche; decaimiento físico y psíquico generalizado; achaques continuos; repetidos dolores de cabeza y musculares.

Causas principales: estrés permanente psíquico y/o físico; enfermedades crónicas; trastornos generales del sueño.

Tratamiento con productos apícolas

- Resulta obvio que la fatiga sólo puede tratarse satisfactoriamente si también se combaten las causas que pueden ocasionar su aparición. Por ello, es recomendable realizar una cura permanente a base de jalea real, ya que ésta fortalece todo el organismo.

- El té de espino y la infusión de centaura menor, endulzados con abundante miel, así como la ingestión de raíz de ginseng en polvo, son remedios sumamente eficaces contra la fatiga. Este tratamiento se puede optimizar bebiendo tres veces al día 50 ml de vino de polen Seedovin.

Fiebre

Síntomas: la temperatura normal del organismo no debe superar los 37,5 ºC; un aumento de temperatura se sitúa entre 37,6 y 38 ºC (medición rectal); una persona tiene fiebre cuando su temperatura oscila entre 38,1 y 39,9 ºC y sufre fiebre alta a partir de los 40 ºC; a partir de los 42 ºC cabe peligro de muerte o de que resulte dañado algún órgano vital importante.

Causas principales: por lo general, la fiebre no sólo es un mero aumento de la temperatura corporal, sino que es además un síntoma concomitante de múltiples enfermedades. En la mayoría de los casos, suele ser infecciosa.

Un antiguo remedio muy eficaz par combatir la fiebre consiste en aplicar compresas empapadas en agua fría en las pantorrillas.

Tratamiento con productos apícolas

- La fiebre indica que un agente desencadenante de una enfermedad ha penetrado en el organismo y que éste debe ser destruido o expulsado con la mayor rapidez. Por esta razón, sólo deberán tratarse aquellos estados febriles que superen los 39 ºC.

- Casi todas las plantas medicinales que estimulan la transpiración actúan de forma eficaz para reducir la fiebre alta. El extracto de corteza de sauce blanco, no obstante, es uno de los mejores remedios: se disuelven 30 g de dicho extracto en 1 l de agua caliente, se deja enfriar y, a continuación, se endulza con miel.

- La ingestión de zumo de grosella caliente, asimismo, reduce la fiebre. Este tratamiento puede optimizarse bebiendo 50 ml de vino de polen Seedovin tres veces al día.

- Como la fiebre consume la energía del organismo, resulta muy recomendable ingerir, en forma concentrada, la gama completa de productos apícolas.

Furúnculos

Síntomas: inflamación de un folículo piloso y de su correspondiente glándula sebácea. En un principio, se trata de una tumefacción dura, rojiza, purulenta y muy dolorosa localizada en la piel. Tras la supuración del pus, el tejido corroído por las toxinas bacterianas es expulsado hacia el exterior. La «cavidad» resultante, finalmente, logra regenerarse bajo una cicatriz que, en algunas ocasiones, llega a ser ostensible.

Causas principales: las bacterias, generalmente los estafilococos, penetran en la piel a través del folículo piloso y de la glándula sebácea.

Contra los furúnculos también pueden ser de ayuda compresas calientes a base de semillas de lino, dispuestas en un saquito de tela de lino. La cataplasma se aplica en el lugar afectado, lo cual acelera la erupción purulenta y, por consiguiente, su curación.

Tratamiento con productos apícolas

≋ Las semillas de fenogreco trituradas y enriquecidas con miel son un remedio eficaz contra los furúnculos. Estas semillas deben molerse hasta convertirlas en polvo, el cual también se comercializa en las tiendas naturistas y las herboristerías. La cantidad de polvo depende del tamaño de los puntos afectados a tratar. Rocíelo con agua hirviendo, déjelo enfriar y añada miel a la masa resultante hasta formar una papilla espesa. A continuación, agregue 30 gotas de propóleos y 5 ml de extracto de células frescas de aloe vera, extienda la masa encima de un trapo de tela y cubra los furúnculos durante unos segundos. Esta cataplasma, utilizada con regularidad, cura la afección progresivamente y sin dolor. Además, el extracto de células frescas de aloe vera favorece, en la mayoría de las ocasiones, la completa desaparición de la cicatriz.

Gastritis
(inflamación de la mucosa gástrica)

Síntomas: dolores estomacales que pueden derivar incluso en convulsiones; inapetencia o aversión a la comida; malestar con náuseas, lengua saburral, diarrea ocasional e incluso unas décimas de fiebre.

En algunas personas, la gastritis crónica es la reacción típica de un estrés prolongado. Entonces, el estómago produce demasiados ácidos que atacan la piel de las mucosas, lo cual puede acarrear dolorosas úlceras.

Causas principales: ingestión de alimentos demasiado fríos o calientes o demasiado dulces; abuso del alcohol; consumo excesivo de nicotina; la ingestión de medicamentos susceptibles de inflamar la mucosa gástrica.

Tratamiento con productos apícolas

- Los dolores convulsivos pueden aliviarse aplicando compresas calientes impregnadas en vinagre de manzana y miel.

- Cualquier tratamiento satisfactorio contra la gastritis debe prolongarse un mínimo de seis semanas. Prepare una infusión mezclando en 1 l de agua 10 g de hojas de ajenjo, raíz de genciana, achicoria e hipérico, a las que también se añadirán 15 gotas de propóleos. Este tratamiento puede optimizarse bebiendo 50 ml de vino de polen Seedovin tres veces al día.

- Un remedio empleado en Venezuela consiste en añadir 10 gotas de zumo de comino encima de 1 cucharada de miel y dejarla deshacer en la boca.

Gota

Véase «Enfermedades reumáticas», pág. 136.

Gripe

Síntomas: fiebre, dolor de cabeza y reumático, irritación de las mucosas, catarro, afonía; posiblemente, debido a las secuelas derivadas de graves afecciones pulmonares, cardíacas, circulatorias, del sistema nervioso central, hepáticas o renales.

Causas principales: virus gripales fácilmente mutables de tipo A, B o C; el tipo A es el más extendido y provoca afecciones graves que suelen causar grandes epidemias. Adicionalmente, enfriamiento súbito, debilitamiento del sistema inmunológico del organismo.

Tratamiento con productos apícolas

- Muchos apicultores informan de que nunca o rara vez se han visto aquejados de gripe, ya que habitualmente consumen productos apícolas.

- Un remedio eficaz para el tratamiento de la gripe consiste en preparar una infusión a base de 15 g de llantén, cola de caballo, ajenjo y 2 g de árnica, disueltos en 2 l de agua. A continuación, se añaden 15 gotas de propóleos y se endulza con abundante miel. Esta infusión debe tomarse durante todo el día.

Hemeralopía (ceguera nocturna)

Síntomas: trastornos parciales de la visión al atardecer que se van acentuando conforme avanza la noche.

Causas principales: carencia aguda de vitamina A o de su precursor betacaroteno; trastorno de retina hereditario; trastorno agudo del aparato intestinal.

Las zanahorias crudas deben prepararse siempre con un poco de aceite, ya que el cuerpo sólo puede aprovechar la betacarotina que contiene cuando va acompañada por un poco de grasa.

Tratamiento con productos apícolas

- La mayor parte de los productos apícolas contienen abundante vitamina A, un factor determinante para el óptimo funcionamiento de la retina.

- Tomar cada mañana en ayunas 1 cucharada de aceite de hígado de bacalao enriquecida con 1 gota de jalea real es un remedio sumamente eficaz para estimular el buen funcionamiento de la retina.

≋ La ingestión de zanahoria cruda, aliñada con aceite prensado en frío y enriquecida con miel, también resulta muy beneficiosa para la retina, así como el zumo de melocotón enriquecido con miel. Por último, tomar tres veces al día 1 taza de té de escaramujo con miel puede aportar una notable mejoría de la visión.

Hemorragia nasal

Síntomas: hemorragia más o menos intensa de los vasos del tabique nasal; sensación de debilidad.

Causas principales: golpes en la nariz; limpiarse y hurgarse la nariz bruscamente; afecciones cardíacas o renales; hipertensión; enfermedades infecciosas (por ejemplo, escarlatina, tifus); menstruación.

Tratamiento con productos apícolas

≋ Como las hemorragias nasales suelen indicar una posible enfermedad del organismo, siempre conviene que un médico confirme el diagnóstico.

≋ Un remedio para prevenir las hemorragias nasales consiste en tomar diariamente una tisana preparada con 4 cucharaditas de mostaza silvestre seca disueltas en 1 l de agua y enriquecidas con 3 ml de propóleos.

- Este tratamiento puede complementarse con baños de pies (hasta la pantorrilla) diarios de 2 minutos.

Hemorroides

Síntomas: prurito anal, estreñimiento, hemorragias y dolores al defecar, rastros de sangre en las heces, dolores al estar sentado.

Causas principales: dilataciones varicosas del plexo venoso anal que pueden aumentar por la presión que se realiza al defecar y que, finalmente, se hacen visibles desde el exterior; llevar una dieta inadecuada; sobrepeso; estreñimiento crónico; realizar trabajos sedentarios; abuso del alcohol; debilidad congénita de las paredes venosas; raramente pueden derivar de enfermedades internas, por ejemplo de tipo hepático.

Tratamiento con productos apícolas

- Frotar en los puntos afectados un puñado de flores de saúco o de perejil frescas, mezcladas respectivamente con miel, proporciona un alivio inmediato.

≋ Las hemorroides pueden aliviarse realizando baños de asiento durante 14 días a base de un extracto de flores de heno mezclado con 30 gotas de propóleos.

Herpes zóster

Síntomas: formación de grupos de pequeñas vesículas que pueden manifestarse en todo el cuerpo y no sólo en la región costal; en la mayoría de casos, es de carácter hemilateral y va acompañado de dolores intensos y punzantes, así como de unas décimas de fiebre.

Causas principales: el agente desencadenante es el virus *Varicellaherpes zoster*, que se establece en las raíces nerviosas de la médula espinal y que provoca una inflamación de los cordones nerviosos; debilitamiento agudo del sistema inmunológico (por ejemplo, por la ingestión de los propios medicamentos, o por la quimioterapia en caso de enfermedades cancerígenas o sida).

El virus que provoca la varicela es el mismo que causa también el doloroso herpes. Éste se halla latente en el sistema nervioso de casi todas las personas y se vuelve activo a causa de determina-

dos estímulos, como puede ser una deficiencia de defensas.

Tratamiento con productos apícolas

- Las enzimas y las vitaminas B presentes en todos los productos apícolas pueden atenuar rápidamente el herpes zóster. Este tratamiento puede optimizarse ingiriendo 50 ml de vino de polen Seedovin tres veces al día.

- Esta afección puede combatirse internamente tomando té de ortiga endulzado con abundante miel.

- En lo que se refiere a su cura, se recomienda aplicar cataplasmas a base de patatas bien troceadas recién cogidas y hojas de tusilago, a las que se les añaden unas gotas de propóleos.

- En Jamaica aplican cataplasmas de alcanfor, miel y extracto de células frescas de aloe vera.

Ictericia

La ictericia no es propiamente una enfermedad, sino un síntoma de otra afección que, por lo general, suele localizarse en el hígado (por ejemplo, la hepatitis).

La ictericia es también un síntoma concomitante de las infecciones.

Síntomas: como resultado de una elevada concentración de pigmentos biliares en la sangre, la conjuntiva, las mucosas y toda la piel se vuelven de color amarillo; orina oscura y heces arcillosas y poco coloreadas; ocasionalmente, pruritos, fiebre, vómitos, diarrea o estreñimiento.

Causas principales: infección hepática y de las vías biliares, aumento de la destrucción de hematíes.

En caso de la ictericia producida por una afección del hígado, el propóleos puede neutralizar el bacilo de la hepatitis y a menudo contribuir al inmediato restablecimiento de los procesos alterados mediante un fortalecimiento de las defensas.

Tratamiento con productos apícolas

La ingestión de la siguiente infusión tres veces al día y durante un período mínimo de seis semanas puede complementar el tratamiento prescrito por el médico: añada en 2 l de agua 5 g de hojas de petunia y de fresa, anémona azul, cola de gato y centaura menor. Una vez enfriado todo ello, agregue 4 g de jalea real. Este tratamiento puede optimizarse tomando 50 ml de vino de polen Seedovin tres veces al día.

Impotencia

Este término designa en general la incapacidad del hombre para mantener relaciones sexuales, bien sea porque no se produce la erección del pene o por falta de eyaculación. La impotencia no tiene nada que ver con los trastornos de erección ocasionales o con la imposibilidad de procreación.

Causas principales: edad avanzada, problemas de pareja, estrés psíquico y/o físico, fatiga, enfermedades del organismo como la diabetes mellitus, lesiones hepáticas, disfunción de la tiroides, hipertensión, asma, afecciones del pene, elevado consumo de alcohol, drogodependencia, abuso de la nicotina, medicamentos.

Tratamiento con productos apícolas

- Por lo general, todos los productos apícolas aumentan la resistencia física.

- En el Caribe se aplica una cura de 4 semanas que devuelve la vitalidad a los hombres cansados: se cuecen 5 g de corteza de *Bois-bondée* en 100 ml de agua y se deja reposar esta masa 15 minutos. Una vez enfriada, se cuela y se le añaden 3 g de guaraná en polvo, 4 ml de extracto de células frescas de aloe vera y 10 ml de zumo de trigo verde. Este preparado debe tomarse diariamente. El tratamiento puede optimizarse bebiendo tres veces al día 50 ml de vino de polen Seedovin.

Infarto

Síntomas: fuerte dolor repentino en la zona del corazón que suele propagarse al brazo izquierdo; aceleración del pulso; aumento de la temperatura corporal; enfriamiento y empalidecimiento; sudoración intensa; sensación de pánico o de muerte inminente; estado de debilidad general que puede derivar en un desmayo; en el peor de los casos, muerte cardíaca.

Causas principales: oclusión completa de una arteria que, en la mayoría de los casos, se debe a un coágulo y, en contadas ocasiones, a un gran sobresalto; necrosis en una zona de la región coronaria; angina de pecho; arteriosclerosis; hipertensión sanguínea; diabetes mellitus; trastornos del metabolismo lípido; consumo excesivo de tabaco; dieta alimenticia desequilibrada; falta de ejercicio físico; sobrepeso; estrés psíquico y/o físico.

Tratamiento con productos apícolas

- El hidromiel, es decir, la miel disuelta en agua o manzanilla, resulta muy eficaz para el fortalecimiento del corazón, para aliviar arritmias cardíacas o para estimular la actividad coronaria. Este tratamiento puede optimizarse bebiendo 50 ml de vino de polen Seedovin tres veces al día.

- Al menor síntoma de infarto, lógicamente, deberá ponerse de inmediato bajo vigilancia médica. En este caso, los productos apícolas vuelven a mostrar su eficacia en el ámbito de la prevención. Consulte también los remedios citados anteriormente en los apartados sobre la arteriosclerosis y los trastornos circulatorios, ya que éstos son dos de los factores de riesgo que pueden desencadenar un infarto.

Los indicios más claros de una mala circulación sanguínea se advierten cuando aparecen manchas azuladas y rojizas en la piel, cuando el dorso de la mano se torna marmóreo y cuando se enfrían las puntas de los dedos en una habitación a temperatura normal.

Infecciones de las vías urinarias

Síntomas: aumento de la secreción de orina; sensación de escozor; dolores en el hipogastrio; fiebre ocasional.

Causas principales: inflamación de las vías urinarias producida normalmente por agentes bacterianos como resultado de una falta de higiene: los agentes infecciosos pueden desplazarse desde el recto hasta la uretra; enfermedades de contagio sexual; contagio con sangre infectada; cálculos urinarios; tumor en la vejiga urinaria; deformación de las vías urinarias.

El vaso de oro, también conocido por el nombre de «hierba milagrosa», despliega su poder curativo sobre todo en inflamaciones de la vejiga, debido a su fuerte efecto diurético. Además de hierbas para tisanas, hay también tinturas, de las cuales se pueden tomar 30 gotas tres veces al día.

Tratamiento con productos agrícolas

- El hidromiel, es decir, la miel disuelta en agua o manzanilla, resulta muy eficaz para el fortalecimiento del corazón, para aliviar arritmias cardíacas o para estimular la actividad coronaria. Este tratamiento puede optimizarse bebiendo 50 ml de vino de polen Seedovin tres veces al día. Beba diariamente 2 litros de agua a los que añadirá una infusión elaborada, respectivamente, con 10 g de agrimonia, ajo, borraja, anís y rábano, y endulzada con abundante miel. Este tratamiento se puede optimizar bebiendo tres veces al día 50 ml de vino de polen Seedovin. Como las infecciones de las vías urinarias pueden volverse fácilmente crónicas, el remedio anterior debe aplicarse ininterrumpidamente durante seis semanas.

Inflamación de los oídos

Síntomas: dolor de oído intenso y pulsátil; trastornos auditivos; secreción de mucosa; cuando afecta a los niños, va acompañada de fiebre alta.

Causas principales: golpes de aire; enfermedades infecciosas como por ejemplo el catarro, la gripe, la escarlatina o el sarampión.

Tratamiento con productos apícolas

≋ Una inflamación de oídos puede acarrear complicaciones y, por ello, es conveniente dejarse asesorar por un médico.

≋ Las cataplasmas frías con tusilago, y hojas de col y lechuga untadas con miel, constituyen un remedio excelente para aliviar el dolor.

Inflamación pulmonar

Síntomas: escalofríos, pulso acelerado, fiebre alta, dolores en el pecho, flato, molestos accesos de tos con esputos mucopurulentos, dolor de cabeza, depresión, inapetencia aguda.

Causas principales: bacterias (por ejemplo pneumococos), bronquitis, un largo período de convalecencia, consumo intenso de nicotina, debilitamiento agudo del sistema inmunológico, lombrices intestinales u hongos.

Para las infusiones, las violetas adecuadas no son las aromáticas violetas de marzo, sino los pensamientos silvestres (Viola tricolor). Gracias a su contenido en saponina, se favorece la expectoración de la mucosidad de los bronquios.

Tratamiento con productos apícolas

- Como las inflamaciones pulmonares también pueden ser desencadenadas por un debilitamiento inmunológico, se recomienda ingerir grandes cantidades de jalea real y polen.
- Para rebajar la fiebre, consulte los remedios que aparecen en el apartado sobre la «Fiebre».
- También resultan eficaces las tisanas a base de 1 cucharada de flores de violeta en 1 taza de agua hirviendo que, una vez frías, se endulzan con miel. Para aumentar su efectividad, se les pueden añadir 100 ml de zumo de aloe vera y de germen de trigo.

Inflamaciones

Las inflamaciones externas se localizan en zonas más o menos extensas de la piel o de las mucosas, aunque también pueden afectar a los órganos internos, los huesos, las articulaciones, los nervios y los tendones.

Síntomas: reacción local del tejido por la acción de agentes nocivos de tipo bacteriano, mecánico, químico o térmico; irritaciones focales o erupciones cutáneas, hinchazones, pruritos o dolores que suelen ir acompañados de fiebre.

Causas principales: invasión bacteriana; la acción de agentes nocivos de tipo mecánico, químico o térmico.

Tratamiento con productos apícolas

- Una tisana preparada con raíces de achicoria es un remedio excelente para combatir todo tipo de inflamaciones: ponga 1 cucharadita de estas raíces con unas gotas de propóleos y disuélvalas en 1 l de agua fría. A continuación, agregue 10 g de extracto de células frescas de aloe vera. Tras endulzar la tisana con un poco de miel, tómela tres veces al día.
- Esta tisana también puede emplearse como cataplasma: se prepara como si fuera una infusión caliente y, tras dejarla enfriar brevemente, se le añaden unas cuantas gotas de propóleos. La cataplasma, todavía templada, se aplica cuidadosamente sobre las zonas doloridas. Este tratamiento se puede optimizar bebiendo tres veces al día 50 ml de vino de polen Seedovin.
- La ingestión diaria de 1 cucharadita de polen acelera el proceso de curación.

Las delicadas florecillas azules de la achicoria embellecen cualquier rincón de la calle en verano. Según el saber popular, una muchacha de ojos azules esperó en vano a su amado infiel durante tanto tiempo que acabó convirtiéndose en esta planta.

Migraña

Síntomas: accesos de dolor de cabeza violentos y convulsivos localizados en la mitad de la cabeza y que pueden prolongarse durante horas o días; empalidecimiento generalizado; bajada de la temperatura corporal; malestar acompañado de vómitos y perturbaciones visuales; sensibilidad extrema a la luz y los ruidos.

Causas principales: predisposición hereditaria, estrés emocional, extenuación física, alteraciones hormonales durante la menstruación, hipersensibilidad a los cambios meteorológicos, rechazo a determinados alimentos como, por ejemplo, los productos lácteos, el vino tinto, el chocolate o los cítricos.

Unas cucharaditas de miel de naranja alivian en algunos casos los fuertes dolores producidos por las crisis de migraña. Este producto puede adquirirse también en las tiendas de dietética.

Tratamiento con productos apícolas

- Los preparados a base de zumo de aloe vera y de germen de trigo, mezclados con miel, actúan como analgésico.

- A menudo suele omitirse que las migrañas también pueden tener su origen en la indigestión. A tal efecto, las tisanas endulzadas con miel y preparadas a base de enebro, verónica, tomillo, hierbabuena o centaura menor proporcionan un alivio considerable.

- Un remedio para combatir las migrañas ocasionadas por el estrés consiste en tomar una tisana preparada con 30 g de flores de melisa y brezo, 20 g de flores de manzanilla y agrimonia, 40 g de raíz de valeriana y 10 g de lúpulo, enriquecida con miel.

Neuritis

Síntomas: intensos dolores en la zona del nervio afectado; trastornos de la movilidad y la sensibilidad que pueden degenerar en una parálisis.

Causas principales: inflamaciones; reacciones alérgicas; intoxicaciones; consumo excesivo de alcohol; enfermedades metabólicas como la diabetes mellitus; trastornos del aparato renal; carencia vitamínica.

La miel de melisa, que desgraciadamente muy pocas veces puede adquirirse en forma pura, tiene un uso interno y externo. En ambos casos sirve de gran ayuda para combatir las inflamaciones de los centros nerviosos.

Tratamiento con productos apícolas

- La ingestión regular de jalea real ayuda a superar los estados carenciales y revitaliza el organismo.
- Un remedio para aliviar los dolores consiste en frotar los puntos afectados con tintura de árnica y unas gotas de propóleos.
- Las cataplasmas con 3 cucharadas de acetato de alúmina y 40 gotas de propóleos disueltas en 1 l de agua son también de gran ayuda. Si se desea, el acetato de alúmina puede reemplazarse por arcilla y unas cucharadas de miel.
- Este tratamiento puede reforzarse con una infusión de enebro endulzada con abundante miel y con 5 gotas de valeriana y también puede optimizarse tomando tres veces al día 50 ml de vino de polen Seedovin.

Ojos de pollo

Síntomas: callosidad desarrollada en los dedos de los pies que se adentra hacia los estratos más profundos de la piel; dolores por el peso del cuerpo; inflamación ocasional de los dedos de los pies afectados.

Causas principales: reacción de la planta del pie como resultado de una presión constante ocasionada por un calzado demasiado estrecho o tacones demasiado altos; dolores ocasionales en los huesos del pie.

Tratamiento con productos apícolas

- Un tratamiento sumamente eficaz contra los ojos de pollo consiste en cubrir los puntos afectados con abundante cera de abeja caliente. De esta manera, los ojos de pollo quedan taponados sin posibilidad alguna de respiración, con lo que se secan al cabo de 2 o 3 días. Este remedio, no obstante, entraña un cierto peligro, ya que los ojos de pollo vuelven a aparecer siempre que no se elimine su causa de aparición más frecuente, es decir, un calzado poco apropiado.

- En Haití se emplea un tratamiento de acción inmediata aunque también bastante doloroso: se mezcla el zumo de un diente de ajo recién exprimido con miel y se aplica sobre el ojo de pollo. Si bien la abrasividad de este líquido casi logra cauterizar la afección, conviene decir que también irrita considerablemente la piel.

≋ Otro remedio más delicado para la piel consiste en macerar en vinagre unas hojas de hiedra y de celidonia durante 2 días. A continuación, se añade miel al extracto obtenido y se prepara una papilla, a la que se agregan 30 gotas de propóleos así como 20 ml de extracto de células frescas de aloe vera. Por último, se unta una tirita con el ungüento resultante que luego se coloca encima del ojo de pollo.

Desde la Antigüedad se ha utilizado la celidonia para el tratamiento de los ojos de pollo y verrugas. Es una planta papaverácea y contiene una savia lechosa con fuertes alcaloides que reblandece la piel y que no debe ingerirse en ningún caso.

Picaduras de insectos

Síntomas: en la mayoría de los casos, se trata de una protuberancia o hinchazón inofensiva, irritante y/o dolorosa que aparece en la piel; en el caso de las picaduras de abejas, avispas o abejorros, pueden causar dolores, pruritos, malestar y sarpullidos; si se produce una reacción alérgica al veneno del insecto, se puede llegar incluso al estado de *shock*; las picaduras en la boca, la faringe o la garganta pueden causar hinchazones peligrosas con riesgo de producir asfixia.

Las abejas pican únicamente cuando se sienten muy amenazadas. Dado que el aguijón, de su propia carne, se queda clavado en la piel de las personas o los animales, la abeja muere tras haber causado la picadura.

Tratamiento con productos apícolas

En la antigua Roma, las picaduras de insectos ya se curaban con aceite volátil de clavo aromático y propóleos, así como con aceite volátil de canela y de mostaza mezclado con propóleos. Si bien estos remedios han seguido teniendo vigencia hasta nuestros días, cabe advertir de que entrañan el inconveniente de que los aceite volátiles se volatilizan fácilmente, por lo que se deben volver a aplicar cada hora. No obstante, no son nocivos ni provocan pruritos. En la actualidad, los apiterapeutas les añaden también esencia de limón, ya que evita la hinchazón y la aparición de pruritos y actúa como repelente de insectos.

≋ Basta un sencillo truco para expulsar rápidamente del organismo el veneno dejado por la picadura de un insecto: poner un terroncito de azúcar humedecido encima del punto afectado, para que el azúcar absorba el veneno. Posteriormente, las cataplasmas a base de miel alivian notablemente el dolor.

≋ Los pruritos cutáneos pueden combatirse frotando la picadura con un poco de zumo de cebolla.

≋ Cabe recordar siempre que las abejas no son agresivas y que sus picaduras no son más que una reacción defensiva frente a un ataque provocado por una persona.

Pies doloridos

Síntomas: hinchazón, callosidades, eritemas, dolores al caminar.

Causas principales: mal posicionamiento congénito de los pies, deformaciones y apreturas causadas por el calzado inapropiado; debilidad muscular; sobrepeso; inflamaciones; fatiga excesiva.

En caso de pies doloridos debido a ampollas o heridas, una tintura de propóleos disuelta en agua puede aliviar el dolor, al tiempo que despliega toda su fuerza curativa.
Actualmente, los ojos de pollo y las callosidades en ocasiones requieren ser operados. Si no desaparecen por sí mismos o con medicamentos, el médico puede eliminarlos mediante ondas de presión.

Tratamiento con productos apícolas

A lo largo del día, nuestros pies deben soportar mucho peso. Por esta razón, deberíamos dedicarles un cuidado especial y prestar mayor atención a la longitud y el ancho de nuestro calzado. Asimismo, éste debe ser de un material que permita la transpiración y tenga ventilación suficiente.

Los baños de pies son un remedio común para cuidarlos y fortalecerlos. A lo largo de dos meses, sumerja sus pies diariamente por la mañana y por la noche durante un mínimo de 10 minutos en 8 l de agua tibia enriquecida con 25 gotas de propóleos y a los que deberá añadir una infusión caliente preparada, respectivamente, con 15 g de cardo borriquero, vaso de oro, brezo silvestre, hierba cana, salvia, llantén, salicaria y reina de los prados.

≋ Bañar los pies en agua tibia mezclada con 1 puñado de sal marina y 25 gotas de propóleos constituye un remedio de acción inmediata para aliviar la hinchazón y la fatiga de los pies.

≋ Tras el baño, los pies deben empolvarse minuciosamente, ya que esto previene la transpiración y, además, disminuye su sensibilidad.

Psoriasis

Síntomas: placas de color rojo intenso, delimitadas y cubiertas de unas escamas blancas y que sangran al desprenderse; estas manchas suelen localizarse principalmente en el cuero cabelludo, las rodillas, los codos, la palma de la mano, la planta de los pies o la espalda; pruritos, degeneración de las uñas.

Causas principales: escamación de la piel que sólo tarda en manifestarse 3 o 4 días, cuando lo normal es que se produzca al cabo de 20 o 28 días; disposición hereditaria; enfermedades infecciosas acompañadas de fiebre (por ejemplo anginas, sarampión).

Tratamiento con productos apícolas

- Las escamas pueden eliminarse lavando varias veces al día los puntos afectados con un extracto de cola de caballo al que se le añaden unas gotas de propóleos.

- A continuación, debe frotarse siempre la piel afectada con agua de ortigas. Mezcle 100 g de ortigas, con las raíces, con 1/2 l de agua y vinagre de manzana; hiérvalo y, antes de colarlo, déjelo reposar durante 6 horas. Posteriormente, añada 50 gotas de propóleos.

Quemaduras

Síntomas: quemadura de primer grado: eritema cutáneo, destrucción de las capas superficiales de la piel, coloración pardusca; quemadura de segundo grado: eritema cutáneo agudo acompañado de la formación de ampollas e intensos dolores; quemadura de tercer grado: se caracteriza por los mismos síntomas que las de segundo grado, así como la coloración negruzca de la piel quemada; las quemaduras de segundo y tercer grado suelen ir acompañadas de fiebre alta, pulso acelerado, insomnio, conmociones y náuseas. Cuando se quema más de 1/3 de la superficie cutánea, existe el riesgo de muerte.

Causas principales: fuego, agua hirviendo, objetos incandescentes, quemaduras solares graves.

Tratamiento con productos apícolas

- Las quemaduras extensas de segundo y tercer grado deben ser examinadas y tratadas por un médico.
- En quemaduras de poca importancia, el agua fría y las cataplasmas con miel, propóleos y extracto de células frescas de aloe vera alivian notablemente el dolor y evitan la formación de ampollas y cicatrices.
- Una cataplasma preparada a partes iguales con aceite de linaza, cera de abeja y miel es también un remedio sumamente eficaz.

Sabañones

Síntomas: nudos ligeramente prominentes de color morado y de tamaño variable que suelen aparecer en las piernas y en los dedos de los pies y de las manos.

Causas principales: trastornos del riego sanguíneo; falta de ejercicio físico; bajas temperaturas y, con menor frecuencia, heladas.

Tratamiento con productos apícolas

- La ingestión regular de jalea real y propóleos favorece el riego sanguíneo y, por ello, constituye una buena prevención contra esta afección. Este tratamiento se puede optimizar bebiendo 50 ml de vino de polen Seedovin tres veces al día. Consulte también el apartado «Trastornos del riego sanguíneo».
- Los tés para depurar la sangre, endulzados con miel, también resultan eficaces.
- Las infusiones a base de ajo, nabo, rábano rusticano y encina, enriquecidas con unas gotas de propóleos, son sumamente beneficiosas.

Temblores

Síntomas: al principio, escalofríos acompañados de temblores; castañeteo de los dientes y respiración muy acelerada que va seguida de una sensación de calor causada por un acceso de fiebre repentina.

Causas principales: enfermedades infecciosas acompañadas de fiebre, como el catarro, la gripe, una inflamación pulmonar o la malaria.

En caso de escalofríos, una tisana de flores de saúco y tilo endulzada con una buena cantidad de miel estimula la transpiración y baja la fiebre.

Tratamiento con productos apícolas

- Siempre que se trate de temblores causados por una infección inofensiva, éstos se pueden combatir con tisanas a base de 10 g de aliso disueltos en 1 l de agua que, una vez enfriadas, se endulzan con miel abundante.

- La ingestión de jalea real ayuda a fortalecer el organismo.

- Consulte también las indicaciones que figuran en el apartado dedicado a la «Fiebre».

Tos

Síntomas: contracción brusca de los músculos respiratorios con la cual el organismo se defiende liberando los cuerpos extraños que, a menudo, suelen ser esputos mucilaginosos; picores o escozores en la garganta; ronquera; disneas; en caso de ataques de tos convulsiva, la cara adquiere un tono azulado y se sufren disneas graves.

Causas principales: penetración de cuerpos extraños o sustancias irritantes en las vías respiratorias, como, por ejemplo, mucosidad, polvo, humo o sustancias líquidas; estados gripales, catarros, consumo excesivo de cigarrillos, afecciones pulmonares o bronquiales de carácter crónico, tuberculosis, irritación de la laringe, tos ferina, asma bronquial, abscesos pulmonares.

Una mezcla de miel y polen untada en un paño es una cataplasma muy eficaz para combatir la tos producida por una bronquitis o por un asma alérgico.

Tratamiento con productos apícolas

- La tos es un proceso sumamente beneficioso para el organismo, ya que libera las vías respiratorias de sustancias irritantes. Esta afirmación, no obstante, no es aplicable a aquellos tipos de tos que pueden acarrear secreciones de sangre, contracturas musculares e incluso disneas agudas.

- Atendiendo a lo expuesto anteriormente, resulta obvio que la expectoración es necesaria y, a tal fin, es especialmente eficaz la ingestión de un jarabe de hisopo. Éste se elabora con 60 g de flores de hisopo agregados a 1/2 l de agua hirviendo. Se retira del fuego al cabo de 1 minuto y se deja reposar tapado durante 6 horas. A continuación, se cuela cuidadosamente y se mezcla con 750 g de miel y 20 gotas de propóleos. Si se desea, se pueden añadir unos trozos de miel de panal y removerlo todo bien. Se reparte la masa resultante en vasos y se conserva en un lugar fresco y oscuro. A lo largo de la enfermedad deben tomarse diariamente varias cucharadas.

≋ Para aliviar la tos dolorosa y molesta, que puede incluso llegar a quitar el sueño, se debe tomar una infusión a base de 10 g de tusilago en 1/4 de l de agua fría. Se le da un hervor y se deja reposar 15 minutos. A continuación, se endulza con abundante miel y se toma a pequeños sorbos. Este tratamiento se puede optimizar bebiendo tres veces al día 50 ml de vino de polen Seedovin.

Tos ferina

Síntomas: inflamación de los ojos, catarro y accesos de tos acompañados de fiebre; posteriormente, intensos accesos de tos con inspiraciones sibilantes y esputos de mucosa viscosa; en los niños pequeños, suele ocasionar paros respiratorios.

Causas principales: contagio a través de las gotas (de Pflugge); los agentes nocivos que desencadenan esta afección son unos bacilos que penetran en las vías respiratorias provocando los accesos de tos.

En caso de tos ferina, para despejar las vías respiratorias es apropiada la miel de hinojo. Para ello se mezcla 1 cucharada de miel con 1 gota de esencia de hinojo de la farmacia. Se aconseja tomar de 3 a 5 cucharadas al día y esperar a que se disuelvan en la boca.

Tratamiento con productos apícolas

- En el caso de los lactantes, al menor síntoma de tos ferina debe acudirse inmediatamente a un centro médico.

- La ingestión de jalea real ayuda a fortalecer el organismo aquejado por la tos ferina.

- También resulta muy eficaz preparar una infusión en 3 l de agua con 10 g de alcachofa, fenogreco, genciana amarilla, ácoro, milenrama y centaura menor. Una vez enfriada, se le añaden 4 cucharaditas de miel y se beberán tres tazas diarias. Este tratamiento puede optimizarse bebiendo tres veces al día 50 ml de vino de polen Seedovin.

- Existe un remedio para aliviar la tos convulsiva que se elabora con 1 cucharada de drosera, 1 y 1/2 de tomillo, 2 cucharaditas de flores de saúco, 1 de alteína, 1 de anís, 3 cucharadas de miel y 1 cucharadita de polen. Una vez mezclado, se disuelve 1 cucharadita de este preparado en 1 taza de agua fría y se deja reposar un mínimo de 6 horas. El paciente deberá ingerir, a pequeños sorbos, tres tazas diarias de este preparado.

Trastornos circulatorios

Síntomas: intensas sensaciones de vértigo que pueden conducir al desmayo y a la pérdida de conciencia; accesos repentinos de sudor; sensación de pesadez en las piernas; dolor de cabeza y migraña; opresión en el corazón; malestar; martilleo en los oídos.

Causas principales: el debilitamiento del sistema circulatorio acarrea una disminución de la presión sanguínea, una reducción de la irrigación cerebral, así como trastornos de los respectivos centros nerviosos; baja presión sanguínea crónica; arteriosclerosis; importantes pérdidas de sangre a causa de lesiones; inestabilidad psíquica; sobrecarga física.

Tratamiento con productos apícolas

La ingestión de un vino de hierbas endulzado con miel constituye un método agradable para combatir los trastornos circulatorios: a 1 l de vino blanco de primera calidad se añaden 100 g de hojas frescas de salvia junto con 3 cucharaditas de miel. Esta mezcla se deja reposar durante 5 días y, a continuación, se cuela y se bebe 1 vaso de vino diario.

- La circulación también puede estimularse con baños completos diarios a base de hojas de melisa y miel.

- La ingestión regular de jalea real y propóleos no sólo contribuye al bienestar general sino que también ayuda a superar los trastornos circulatorios.

- Es sumamente importante realizar diariamente suficiente ejercicio: al menos, un paseo diario de 10 minutos.

Tomar regularmente una infusión a base de mostaza silvestre con miel durante un largo período tres veces al día favorece la circulación sanguínea cuando se tiene la presión baja.

Trastornos del riego sanguíneo

Síntomas: enfriamiento y amoratamiento de las extremidades; entumecimiento y fuertes dolores en las piernas, debido a que los vasos capilares se contraen y se endurecen parcialmente.

Causas principales: arteriosclerosis, diabetes mellitus, obstrucción de un vaso sanguíneo provocada por un coágulo (embolia, trombosis), varices, enfriamientos extremos del organismo, abuso del alcohol y la nicotina, sobrepeso.

Tratamiento con productos apícolas

≋ De forma preventiva y en el caso de sufrir trastornos agudos del riego sanguíneo, beba en abundancia el zumo de las siguientes hierbas, bien sea puro o endulzado con miel: borraja, ortiga, fresa, ortiga menor blanca, aspérula y vulneraria. Este tratamiento se puede optimizar tomando tres veces al día 50 ml de vino de polen Seedovin.

Úlcera gástrica

Síntomas: dolores estomacales regulares, especialmente tras las comidas; sensación de plenitud en el estómago; ardores de estómago y arcadas ácidas; estreñimiento habitual; aparición de arrugas alrededor de la boca; repugnancia ante determinados alimentos como, por ejemplo, los asados muy condimentados, los caldos, productos de repostería excesivamente grasos, las bebidas alcohólicas de alta gradación, el vino fuerte, el café y las especias picantes.

Causas principales: deterioro grave de la mucosa gástrica causado, por ejemplo, por una inflamación; infecciones motivadas por el bacilo *Helicobater pylori*; predisposición hereditaria; estreñimiento crónico; estrés psíquico y/o físico; nerviosismo permanente; dieta alimenticia desequilibrada; abuso del consumo de alcohol y nicotina.

Tratamiento con productos apícolas

- El requisito básico para curar esta afección consiste en cambiar el modo de vida, reemplazándolo por una dieta equilibrada, ejercicio físico, aire fresco, suficiente reposo y erradicación de las situaciones estresantes.

- En caso de sufrir trastornos estomacales graves, antes de las comidas se deben aplicar cataplasmas calientes elaboradas a base de flores de heno, linaza o cola de gato, enriquecidas con miel.

- Las úlceras gástricas se pueden tratar tomando cada hora una tisana caliente, endulzada con miel, a base de ortiga y llantén. Además, a lo largo del día también se deben ingerir pequeños sorbos de un preparado elaborado a base de 1 l de zumo de aloe vera, al que se le añaden, respectivamente, 3 gotas de ajenjo, extracto de ajenjo, de enebro y de anís, enriquecidos con 15 gotas de propóleos.

Varices

Síntomas: dilataciones venosas de color azulado que se hacen visibles y palpables en la superficie de las piernas y los muslos; hinchazón de las extremidades inferiores, pies y articulaciones; sensación de pesadez en las piernas; calambres en las pantorrillas; en casos agudos, se producen hemostasis e hidropesías que pueden acarrear hemorragias, úlceras, inflamaciones venosas y trombosis.

Causas principales: dilatación nociva de las venas de pared fina; debilidad de las válvulas venosas; debilidad hereditaria de los tejidos conjuntivos; sobrepeso; profesiones que exigen estar muchas horas de pie; embarazo.

Tratamiento con productos apícolas

- Los baños de brazos fomentan la circulación sanguínea en todo el organismo y ayudan a prevenir las hemostasis. Deben prolongarse diariamente durante 15 minutos, a intervalos de 8 semanas. Sumerja los brazos hasta el codo en agua templada, a la que se deben añadir 10 g de escobilla, pétalos de rosa y espino blanco, así como 2 cucharaditas de miel.

- La apiterapia ha desarrollado una pomada muy eficaz para combatir las varices: se elabora con extracto de células frescas de aloe vera, extracto de diente de león, manteca de cacao, extracto de cactus y de castaña silvestre, así como cera de abejas.

La pomada de propóleos mejora la circulación en caso de flebitis, mediante un masaje regular en piernas y brazos. Además es de gran ayuda contra el dolor y los pruritos.

Componentes esenciales de los productos apícolas

Miel

- Aminoácidos (cisteína, lisina, histidina)
- Vitaminas (B_1, B_2, biotina, ácido fólico, ácido pantoténico, niacina, vitamina C)
- Minerales (calcio, calio, sodio)
- Oligoelementos (hierro, cobre, manganeso)
- Antibióticos naturales

Polen

- Aminoácidos (cisteína, lisina, histidina)
- Vitaminas (B_1, B_2, B_6, ácido fólico, ácido pantoténico, vitamina C, D, E, betacarotina)
- Bioflavonoides (rutinio)
- Minerales (calcio, calio, magnesio)
- Oligoelementos (hierro, silicio, manganeso)
- Antibióticos naturales

Jalea real

- Aminoácidos (cisteína, lisina, histidina)
- Ácidos grasos poli-insaturados
- Vitaminas (B_1, B_2, B_6, biotina, ácido fólico, ácido pantoténico, niacina, vitamina C, E, betacarotina)
- Oligoelementos (hierro, silicio, magnesio)
- Antibióticos naturales

Propóleos

- Aminoácidos
- Vitaminas (grupo B, biotina, vitamina E)
- Bioflavonoides
- Minerales (por ejemplo, calcio, calio)
- Oligoelementos (por ejemplo, hierro, cobre, manganeso, cinc)
- Antibióticos naturales

Índice